全国高职高专教育护理专业"十二五"规划教材

（供护理、助产等相关专业使用）

护患沟通

主　编　邱　萌

副主编　(排名不分先后)

邓　峰 （扬州职业大学）

李　芹 （扬州职业大学）

周正红 （扬州职业大学）

夏秋蓉 （扬州职业大学）

平步清 （扬州职业大学）

南京大学出版社

内 容 提 要

本书内容丰富，实用性和可操作性强，融理论、实践、案例为一体。全书分为上、下两篇。上篇主要介绍护患沟通的概念、基本原则、技巧等相关知识；下篇则以护理实践为核心，逐一介绍门诊护患沟通、入院时的护患沟通、母婴护理沟通、与儿童患者的沟通、与成人患者的沟通、与老年患者的沟通、与临终患者及其家属的沟通、出院护患沟通。

本书可作为高职高专护理专业的教材，也可作为在职护理人员的参考用书。

图书在版编目(CIP)数据

护患沟通 / 邱萌主编.—南京：南京大学出版社，
2015.1（2019.9重印）
全国高职高专教育护理专业"十二五"规划教材
ISBN 978-7-305-14382-3

Ⅰ.①护… Ⅱ.①邱… Ⅲ.①护士-公共关系学-高
等职业教育-教材 Ⅳ.①R192.6

中国版本图书馆CIP数据核字(2014)第279671号

出版发行 南京大学出版社
社　　址 南京市汉口路22号　　　　　邮　编　210093
出 版 人 金鑫荣

书　　名 护患沟通
主　　编 邱　萌
责任编辑 李建钊　　　　　　　　编辑热线　010-82893902
审读编辑 张伟伟

印　　刷 北京紫瑞利印刷有限公司
开　　本 787×1092　1/16　　印张11　字数254千
版　　次 2015年1月第1版　　　2019年9月第2次印刷
ISBN 978-7-305-14382-3
定　　价 29.00元

网址：http://www.njupco.com
官方微博：http://weibo.com/njupco
官方微信号：njupress
销售咨询热线：（025）83594756

全国高职高专教育护理专业"十二五"规划教材
专家指导委员会

随着社会经济的发展及全面建设小康社会目标的逐步实现，广大人民群众对健康和卫生服务的需求越来越高。同时，随着科学技术的进步和医疗卫生服务改革的不断深入，对护理人才的数量、质量和结构也提出了更高的要求。世界卫生组织对各成员国卫生人才资源统计结果显示，许多国家护理人才紧缺。我国教育部、国家卫生和计划生育委员会等六部委也将护理专业列入了国家紧缺人才专业，予以重点扶持。

高等职业教育具有高等教育和职业教育的双重属性，担负着培养各专业人才和推动社会经济发展的重要使命。为全面提高高等职业教育质量，实现创新型和实践型人才的培养目标，大力推进高等院校教材建设势在必行。为适应当前形势需要，同时为了更好地贯彻落实《国家中长期教育改革和发展规划纲要（2010—2020年）》及《医药卫生中长期人才发展规划（2011—2020年）》，我们充分挖掘各相关院校优质资源，联合全国多所院校共同研发、策划并出版了全国高职高专教育护理专业"十二五"规划教材。与市场同类教材相比，本套教材具有如下特色及优势：

一、本套教材坚持以就业为导向、以能力为本位的原则，紧密围绕护理岗位人才培养目标，严格遵循"三基五性"要求，结合护士执业资格考试和护理实践编写而成，力求突出护理专业的教学特点，具有较强的针对性、适用性和实用性。

二、本套教材注重知识与技术的前后衔接，将理论与技能有机结合，充分反映了护理领域的新知识、新技术和新方法，体现了教材内容的先进性和前瞻性，力争在适应我国国情的基础上，实现与国际护理教育的接轨。

三、本套教材在内容结构安排方面注重循序渐进、深入浅出、图文并茂，提供了大量临床案例，设置了学习目标、知识链接、课堂讨论、课后习题等特色栏目，以强化"三基"知识，增强学科人文精神，培养学生的临床思维能力和综合职业能力。

Publisher's Note ●●•

教育关系国计民生，关系民族未来，坚定不移地实施科教兴国战略和人才强国战略，克服当前教育中存在的突出问题和困难，推动教育优先发展、科学发展，使教育更加符合建设中国特色社会主义对人才培养的要求，更加符合广大人民群众对教育的殷切期望，更加符合时代发展的潮流，这是我们所衷心期望的。但愿本套教材的出版能够加快护理专业教学改革步伐，为护理专业人才的培养做出一定贡献。

南京大学出版社
《全国高职高专教育护理专业"十二五"规划教材》
编委会

　　在我国，随着医疗科技水平的迅猛提高和医疗体制改革的逐步深入，传统的医学模式和医疗理念已发生了巨大的变革。医学模式正从以往的纯生物学模式转变为今天的生物—心理—社会医学模式，医疗理念也从以往的以人的疾病治疗为中心转变为今天的以追求人的身心健康为中心。与医学模式和医疗理念的变革相适应的是，护理模式和护理理念也发生巨大的变革。当前护理的对象已从单纯的病人扩展到疾病边缘以及健康的人；护理的目标已不只着眼于生理上病变的治疗，更致力于心理状态的完美和平衡；护理的任务已从只为病人提供生理疾病的护理，延伸到心理、社会、文化等全方位的整体护理；护理的范围也从医院拓展到家庭以至社会上的每个角落。护士的职业角色已不再是单纯意义上的看护者，还是人们身心健康的教育者、疏导者、管理者和研究者。

　　医学模式和医疗理念的巨大变革，促使我国医疗市场竞争的中心迅速发生转移。仅十余年，医院之间的竞争已从医疗设施和医疗技术的竞争演化为医疗护理服务质量的竞争。这一新的态势既向护理工作者提出了严峻的挑战，也为护士个人的发展提供了新的机遇。它要求每一位在岗和即将上岗的护理工作者，都要尽快提升自身的基本素质和业务水平，既要有一定的文化科学知识，又要有丰富的医疗护理知识；既要有熟练的护理操作技能，又要有较强的与患者沟通的能力。随着医疗改革的深入，对护患沟通能力的要求将越来越高。护患之间实现有效沟通的重要意义和重大作用在于：

　　1. 经过有效的沟通，能够全面掌握患者的真实信息，为制定科学的治疗护理方案提供可靠依据。

　　2. 经过有效的沟通，能够缓解患者的恐惧、猜疑和抵触情绪，促使护患间相互理解、相互信任、相互配合，从而为顺利实现护理目标创造条件。

　　3. 经过有效的沟通，能够充分保障患者及其家属的知情权，从而减少及消除护患矛盾和护患纠纷。

　　护患沟通学是近年来从护理学中衍生出来的一个分支，尚属一门新兴的学科；它作为一门专业课程纳入医学院校护理专业的教学计划，成为一门必修课也是近些年发生的事。随着对这一分支学科研究的深入以及医疗卫生事业市场化的加速，护患沟通的重要意义和重大作用日益显现，越来越受到医院、医学院校以及各级卫生管理部门的重视，并被视为对医院服务质量评估和对护理人员工作绩效考核的一项重要指标。为提高护患沟通的教学质量，我们曾把护患沟通作为一个重要的教学科研项目加以研究。本书可以说是这一科研项目的总结，研究期间，几经试用和修改，现交付出版，算是我们为护理专业学科建设所做的一点贡献。

本书分为上、下两篇，上篇为沟通前提与基础，论述了人际沟通和护患沟通的基概念、基本原则和技巧，以及护患之间能够实现语言沟通和非语言沟通的若干技巧；下篇为实践操作，除以医院正常工作流程为主线，详尽阐述了从门诊到入院、住院再到出院这一系列的环节中，护患之间沟通所应遵循的原则及应掌握的技巧外，又针对患者在不同年龄阶段的不同身心特征，阐述了在与母婴、儿童患者、成人患者、老年患者、临终患者的护理沟通中，护士所应掌握的特殊原则和特殊技巧。为突出本书的创新性、实用性和可操作性，我们曾多次深入各教学实习医院，收集整理了大量护患之间沟通的典型案例，将其穿插在相应的章节之中，供学生学习借鉴。

参与本书编写的有邓峰、平步清、李芹、邱萌、周正红、夏秋蓉。本书在编写过程中参考了许多有关护患沟通的文献成果，引用了苏北医院和扬州妇幼保健院大量护患沟通的情境资料，这些成果和资料极大地丰富了本书的内容。

本书所论还很浅显，诸多方面还有待进一步深入探讨，书中不妥乃至谬误之处在所难免，诚望同行专家不吝赐教。

编　者

上 篇 沟通前提与基础

第一章 护理从沟通开始 2
  第一节 树立主动沟通意识 2
  第二节 护患沟通的基本常识 10

第二章 构建和谐的护患关系 17
  第一节 护患关系的建立 17
  第二节 正确处理护患关系 23

第三章 护患间的语言沟通 30
  第一节 护患间的语言沟通技巧 30
  第二节 护士的演讲 44

第四章 护患间的非语言沟通 49
  第一节 非语言沟通概述 49
  第二节 非语言沟通技巧 54

下 篇 实践操作

第五章 门诊护患沟通 67
  第一节 导诊时的护患沟通 67
  第二节 分诊、候诊、急诊时的护患沟通 72

第六章 入院时的护患沟通 79
  第一节 入院介绍 79
  第二节 入院评估 84

第七章　母婴护理沟通 ·· 92

第一节　妊娠期的护理沟通 ·· 92

第二节　分娩期的护理沟通 ·· 96

第三节　产褥期的护理沟通 ·· 100

第八章　与儿童患者的沟通 ·· 105

第一节　拉近与儿童患者的距离 ·· 105

第二节　治疗护理时的沟通 ·· 108

第九章　与成人患者的沟通 ·· 111

第一节　围手术期的沟通技巧 ·· 111

第二节　检查和治疗时的沟通 ·· 115

第十章　与老年患者的沟通 ·· 131

第一节　与老年患者的沟通技巧 ·· 131

第二节　与老年智能障碍患者的沟通 ·· 138

第十一章　与临终患者及其家属的沟通 ·· 141

第一节　与临终患者的护理沟通 ·· 141

第二节　与临终患者亲属的沟通 ·· 146

第十二章　出院护患沟通 ·· 150

第一节　出院指导 ·· 150

第二节　康复指导 ·· 156

附录 ·· 161

附录1　护理(助产)专业学生交谈沟通能力调查问卷(前测) ·· 161

附录2　《护患沟通》课程实习报告 ·· 162

附录3　护理专业学生护患沟通能力评价反馈表 ·· 164

参考文献 ·· 166

上 篇

沟通前提与基础

第一章　护理从沟通开始

·· 导　语 ··

　　沟通是一个人在社会上生存与发展所必需的基本能力。全球医学教育基本标准将"沟通能力"列为医学毕业生必备的七种技能之一。对于护士来说，与患者进行有效的沟通，不仅是临床护理的一种服务手段和服务内容，而且是一种工作方式，是护理工作的一种专业技能。随着"生物—心理—社会"现代医学模式的确立与整体护理方案的实施，护理工作强调对患者生理、心理和社会等方面的全面关注，护患沟通也在不断地深化和发展。因此，护士在沟通中不仅要让患者"看"到护士的服务，也要让患者"听"到护士的服务，让患者感受到服务的温馨，增加对护理工作的理解，增强对护士的信任，为构建和谐的护患关系奠定良好的基础。

第一节　树立主动沟通意识

学习目标

1. 了解护患沟通的概念和意义。
2. 树立主动沟通意识。

　　构建和谐的护患关系，提供良好的服务，化解护患冲突，需要良好的沟通。而如何去沟通，沟通的行为效果又如何，首先取决于护士是否树立了积极沟通的意识，是否培养了主动沟通的习惯。作为一名即将走上岗位的护士，必须了解沟通常识，树立主动沟通意识，通过正确、积极的表达，获取患者各方面的信息，为提高整体护理质量创造必要的条件。

> 与人相处的学问，在人类所有的学问中应该是排在最前面的，沟通能够带来其他知识不能带来的力量，它是成就一个人的顺风船。
>
> ——戴尔·卡耐基

一、了解护患沟通的相关知识

（一）沟通的概念

1. 沟通（communication）

沟通是指信息的传递和交流。按沟通所凭借的手段，沟通可分为语言沟通和非语言沟通。

2. 人际沟通（interpersonal communication）

人际沟通是指人与人之间交换意见、观点、情况或感情的过程，也是一个将一系列信息从一个人传递给另一个人的双向过程。

> 生活中的"四难"：
> 相爱容易，相处难；
> 相处容易，理解难；
> 理解容易，沟通难；
> 沟通容易，开口难。

3. 护患沟通（nurse-patient communication）

护患沟通是指护士与护理对象之间信息和情感传递的过程。狭义的护患沟通是指护士与服务对象之间进行的信息传递和交流。广义的护患沟通是指护士与服务对象及其家属、亲友等进行的信息传递和交流。护患沟通的内容主要是与患者治疗及康复直接或间接相关的信息，包括双方的思想、感情、愿望和要求等一系列的内容。

（二）沟通的意义

了解沟通的意义，有助于沟通者双方树立沟通意识，并在沟通中充分发挥主观能动性，引领沟通向预期的方向发展。

1. 人际沟通的意义

（1）使人与人之间的沟通途径保持畅通。有效沟通，可以使人与人之间顺利地进行相关信息的互动交流，使陌生人转变为熟人，再转变为知心朋友。

（2）有助于人的心理健康。通过沟通，可以诉说并分享彼此的情感，增进个人的安全感，消除孤独感、无助感，化解忧虑及悲伤，使个人从消极的情绪中解脱出来。

（3）有利于自我认识的提高。个体在与他人进行沟通时，可以通过了解他人对自己的态度和评价来认识自己，在与他人的比较中不断认识和完善自我。

（4）有助于建立和协调人际关系。通过沟通，可以增进人们彼此间的了解，从而建立和谐的人际关系。当社会中的成员出现矛盾和冲突时，需要通过人际沟通，消除相互间的误会，协调人际关系。

（5）有助于知识结构、能力和态度的转变。在与他人沟通过程中，可以获得有意义的知识和信息，更新自己的知识结构，提高自己的能力，改变对工作或

> 沟通三大纪律：
> 1. 面对问题，而不要回避矛盾。
> 2. 解决问题，而不是证明对方的错误。
> 3. 换位思考，而不要固执己见。

对生活的固有态度。

2. 护患沟通的意义

（1）有助于开展常规护理工作。护士在患者入院评估、确立诊断、制订计划、组织实施、效果评价的护理行为中，总是希望得到患者的支持与配合。而在这个过程中，无论哪个环节，沟通都是不可缺少的要素。有效的护患沟通既可以维护患者的权益，也有利于护理工作的开展。

（2）有助于增进护患关系。良好的护患关系，可以帮助护士及时获取患者资料，有针对性地制定切实可行的护理计划和组织健康教育的内容；可以及时向患者传递信息，取得患者的信任与支持；可以在与患者相互理解中，妥善地解决可能出现的矛盾。

（3）有助于新型医学模式的实施。随着社会发展和医学科学的进步，人们逐步认识到影响人类健康的因素除疾病外，还有人的心理因素和社会因素。现行的"生物—心理—社会"的新型医学模式，着重强调护患之间应该保持主动、有效的沟通。护士借助护患沟通，可以及时了解患者的各种需求，及时进行心理疏导，可以达到加快患者康复的目的。

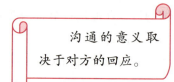

沟通的意义取决于对方的回应。

（4）有助于化解医患纠纷。国内曾有报道称医患纠纷 80% 是由于医患、护患沟通不良造成的，只有 20% 是由医疗护理技术造成的。成功的护患沟通，可以增强护士与患者及家属的亲和力，避免护患之间潜在的冲突，防止护患纠纷的发生。

（三）护患沟通的基本原则

一般来说，一个完美、有效的沟通过程，必须遵循以下基本沟通原则。

1. 真诚原则

真诚是做人的根本，是护患沟通得以成功的核心。与患者沟通时要热诚地表达自己对患者的关心，表现出积极为患者寻求最好治疗与处理方法的姿态，让患者及其家属体会到医护人员对他们的重视，感受到医护人员的真诚，这样就可以减少他们的防范心理，使医患双方在相互信任的基础上进行情感交流，最终达到理想的治疗效果。

2. 尊重原则

没有发自内心的尊重就没有良好的沟通，因此，尊重患者是医患沟通的前提。医护人员要时刻想到：自己所做的一切是否体现了对患者的尊重？是否维护了患者的尊严？对患者应当使用正确称呼而不应直呼其名或叫错名字，对患者发出的信息应作出反应而不是视而不见、听而不闻、爱理不理。只有这样，护患之间才能进行良好的沟通。

3. 同理原则

在与患者及其家属进行沟通的时候，应设身处地地去感受护理对象的处境和感情，尽量站在患者的立场上去考虑问题，想患者所想，急患者所急。有些在医护人员看来不起眼的小事，但却可能是让患者及其家属困扰的大事。因此，在沟通过程中，要尽可能换位思考。

4. 详尽原则

对于疾病的治疗和护理，护患双方所掌握的信息是不对称的，所以在与患者及其家属沟通时，要把医疗行为的效果、可能发生的并发症、医疗措施的局限性、疾病转归和可能出现的危险性等，详细地告诉患者及其家属，使他们在了解所有情况之后，权衡利弊得失，共同参与医疗决策，以减少不必要的矛盾和纠纷。

5. 关怀原则

对患者要处处体现出人文关怀，态度要谦和、文雅，交谈时要以"请"字开头，"谢"字结尾。护理操作时，注意克服"三无"，即无称谓、无表情、无情感。努力做到"五声"和"五心"，"五声"即"初见患者有问候声，患者不适有安慰声，操作失误有道歉声，健康宣传有解释声，患者出院有祝贺声"；"五心"即"对待患者诚心，接待患者热心，听取意见虚心，解释工作耐心，护理服务细心"，让患者切实感受到医护人员的人文关怀，从而积极配合治疗。

二、主动沟通意识的形成

作为护士，应树立主动沟通的意识，培养主动沟通的习惯，积极开展主动沟通行为，以最大限度地争取患者的支持与配合。

> 自信行为的11个要点：
>
> 1. 自我表达。
>
> 2. 尊重他人的权利。
>
> 3. 诚实。
>
> 4. 坦率和坚定。
>
> 5. 惠及人际关系的双方平等。
>
> 6. 语言（包括信息的内容）和非语言（包括信息的形式）。
>
> 7. 有时积极（表达情感、赞美和感激）和有时消极（表达限制、愤怒和批评）。
>
> 8. 是否恰当要因人因事而定，不是一成不变的。
>
> 9. 社会责任。
>
> 10. 自信是学会的，不是天生的。
>
> 11. 在不违背上面10个要点的基础上，尽量持之以恒地实现自己的目标。

（一）确立沟通的主体意识

主体意识是人对于自身的主体地位、主体能力的一种自觉意识，是人之所以具有主观能动性的重要根据。护士要意识到自己在护患沟通中的主导地位，要持之以恒地培养主动沟通的习惯和意识，以便为主动沟通奠定思想基础。

树立主动沟通的意识，主要表现在以下几个方面：

（1）遇到事情要以"沟通"为先。

（2）不断创造主动沟通的机会。

（3）不断总结主动沟通的效果。

（4）克服马虎懒惰，坚持行动。

（二）用积极的心态进行面对面的沟通

良好的沟通习惯来源于积极的心态。一般来说，影响沟通有效性的是双方的"戒备心理"。而用积极的心态面对所有人，要求做到相信大多数人是善良的，特别是患者，他们来医院的目的只是求医治病，成心"找茬"的微乎其微，即使遇到了少数不讲道理的患者或家属，也不要紧张，只要因势利导，逐步打开患者的心扉，最终也能获取患者的信任。

（三）增强自信心，为主动沟通创造条件

自信是在正确认识自己的基础上，清楚地知道自己的优点和缺点，并按照自己的最佳方式行事。护士的自信心是护患间能否成功沟通的首要条件。

1. 自信的表现

自信是指一个人在正确认识自己的基础上，明晓自己的优点、缺点，并能愉快地接纳自己，相信自己的能力和才干。自信是人的一种积极健康的心理品质。它表现为：

（1）善于保护个人的正当权益。自信的人勇于拒绝他人不合理的请求，力争自己的正当权益。

（2）虚心接受批评。勇于承认错误，虚心接受批评，谦逊好学，不耻下问。

（3）心胸坦荡，敢于担当。坦诚表达不同意见，不迷信权威，不人云亦云，不轻易受环境和他人的左右。

（4）主动赞扬他人。善于发现他人的优点或成就，最大限度挖掘别人的潜力，并由衷地给予赞扬和肯定；他人对自己恰如其分的赞扬也能够坦然地接受。

2. 培养自信的几种方法

心理学的研究表明，人之所以缺乏自信，甚至自卑，原因有很多，但有一点可以肯定：自信和自卑都是后天形成的，与先天无关；也就是说，通过系统的培养或训练，每个人都可以消除自卑，增强自信。护士可采用如下方法来培养自信心。

（1）确定目标法。首先必须确立职业生涯目标，确定努力方向，这不仅是自信的表现，更是事业成功的出发点。

（2）充分准备法。凡事预则立，不预则废，准备越充分，你的信心会越足，自信心也就越强，这是获得成功的最佳秘诀。

（3）心理暗示法。成功学专家希尔曾指出："信心是一种心理状态，可以用成功暗示法去诱导出来。"当你将一些自信、肯定的语言反复暗示和灌输给你的大脑时，自信就会在你

的潜意识中根植下来，使你的内心充满激励。

（4）寻找力量法。每一位成功人士大都经历过信心不足、迷惘和挫败，也都有成功的喜悦。因此，阅读成功人士传记和励志的书刊，也能从中获得勇气和力量。

（5）自我分析法。当你感到某些方面不尽如人意时，不要灰心和气馁，可以从正反两个方面剖析自己：有哪些优势应继续发扬，又有哪些劣势需要克服和弥补。如此，方能克服自卑，增强自信。

（6）主动与陌生人交往。有些护士特别是年轻护士初次与陌生患者沟通时大都显得很紧张。其实，这大可不必，这时，你只要寻找一个合适的、轻松的话题，就能把患者引向共同关心的一个点，并从这个共同点展开交流，这样就会使双方逐步放松下来，进而发展为和谐的护患关系。

🔴 案例 1-1

患者为什么投诉护士小李？

护士小李参加工作已一年多，注射化疗药物的操作也已被带教过多次。有一天轮到小李独自给一位患者注射时，由于这种输液管一次排气的难度比较大，她尝试了各种办法仍然排不出，最后只好请指导老师帮忙。在整个操作过程中小李一言不发，与患者缺乏有效的沟通，使患者对她产生了不信任，引发了投诉。

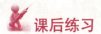 课后练习

活动 1　课堂讨论

护士小王生性腼腆，在治疗过程中不愿和患者多说一句话。尽管她技术娴熟，但总得不到患者的认可和赞扬。为改变这种情况，你认为小王首先应该做什么？她平时应该进行哪些方面的练习？

活动 2　案例分析

患者呼叫护士说："液体快输完了！"护士进入病房看了一下输液瓶，未置一言便回去配置液体，并予以更换。但患者却很不高兴，这是为什么？

提示：

当患者拉红灯时，护士应该为患者及时提供应答服务。进入患者房间时应先问候："您好，您的液体快输完了，我马上给您换上，请稍等。"同时将液体速度调慢。待换好后再说："液体换上了，您好好休息吧，有事按灯叫我们。"

活动 3　评估一下，你是一个善于沟通的人吗？

1. 你刚刚跳槽到一个新单位，面对陌生的环境，你会怎么做？（　　　）

　　A. 主动相信同事，了解单位的情况，并很快与新同事熟悉起来

B. 先观察一段时间，逐渐接近与自己性格合得来的同事

C. 不在意是否被新同事接受，只在业务上下功夫

2. 你一个人随着旅游团去旅游，一路上你的表现是怎样的？（　　）

A. 既不请人帮忙，也不和人搭话，自己照顾自己

B. 游到兴致处才和别人交谈几句，但也只限于同性

C. 和所有人说笑、谈论，也参与他们的游戏

3. 因为你在工作中表现突出，领导想把你调到你从未接触过的岗位，而这个岗位你并不喜欢，你会怎样做？（　　）

A. 表明自己的态度，然后听从领导的安排

B. 认为自己做不好，拒绝

C. 欣然接受，有挑战才更有意义

4. 你与爱人的性格、爱好颇为不同，当产生矛盾的时候，你怎么做？（　　）

A. 把问题暂且放在一边，寻找你们的共同点

B. 妥协，假意服从爱人

C. 非弄明白谁是谁非不可

5. 假设你是一个部门的主管，你的下属中有两人因为不和而常到你面前互说坏话，你怎样处理？（　　）

A. 当着一个下属的面批评另一个下属

B. 列举他们各自的长处，称赞他们，并说明这正是对方说的

C. 表示你不想听他们说这些，让他们回去做事

6. 你认为对于青春期的子女教育方式应该是怎样的？（　　）

A. 经常发出警告，请老师协助

B. 严加看管，限制交友

C. 循循善诱，把他们的兴趣吸引到学习中去

7. 你有一个依赖性很强的朋友，经常打电话与你聊天，当你没有时间陪他的时候，你会怎样做？（　　）

A. 问他是否有重要的事，告诉他你现在正忙，回头再打给他

B. 马上告诉他你很忙，不能与他聊天

C. 干脆不接电话

8. 因为一次小小的失误，在同事之间产生了不好的影响，你怎么办？（　　）

A. 走人，不再看他们的脸色

B. 保持良好心态，寻找机会挽回影响

C. 自怨自艾，与同事疏远

9. 某人在背后说过你的坏话，你会怎样做？（　　）

A. 从此处处提防他，不与他来往

B. 找他理论，同时揭他的短

C. 有则改之，无则加勉，如果觉得他的能力比你强，则主动与他交往

10. 看到与你同龄的人都已小有成就，而你尚未有骄人业绩，你的心态如何？（　　）

    A. 人的能力有限，我已做了最大能力，可以说问心无愧了

    B. 我没有那样的机遇，否则……

    C. 他们也没有什么真本领，不过是会溜须拍马

11. 你虽然只是公司的一名普通员工，但你的责任心很强，你如何保证将自己的意见传给最高领导？（　　）

    A. 写一封匿名信给他

    B. 借送公文的机会，把你的建议写成报告一起送去

    C. 在全体员工大会上提出

12. 在同学会上，你发现只有你还是个"白丁"（平民百姓），此时你的情绪会是怎样的？（　　）

    A. 表面若无其事，实际心情不佳，兴趣全无

    B. 并无改变，像来时一样兴致勃勃，甚至和同学谈起自己的宏伟计划

    C. 情绪一落千丈，只顾自己喝闷酒

13. 在朋友的生日宴会上，你结识了朋友的同学，当你再次看见他时你会怎样做？（　　）

    A. 匆匆打个招呼就过去了

    B. 一张口就叫出他的名字，并热情地与之交谈

    C. 聊了几句，并留下新的联系方式

14. 你刚被聘为某部门的主管，你知道还有几个人关注着这个职位，上班第一天，你会怎样做？（　　）

    A. 把问题记在心上，但立即投入工作，并开始去熟悉每一个人

    B. 忽略这个问题，让它慢慢淡化

    C. 与个别人谈话，以确认谁最关注这个职位

15. 你和小王一同被领导请去吃饭，回来后你会怎样做？（　　）

    A. 比较隐晦地和小王交流几句

    B. 和小王热烈讨论吃饭时的情景

    C. 绝口不谈，埋头工作

认真思考上述问题，根据你的真实想法进行选择，并对照下面的评分标准，计算你的总得分。

评分标准：

	1	2	3	4	5	6	7	9	10	11	12	13	14	15	16
A	2	0	1	2	0	1	2	0	1	2	0	1	0	2	1
B	1	1	0	1	2	0	1	2	0	1	2	2	2	1	0
C	0	2	2	0	1	2	0	1	2	0	1	0	1	0	2

结果分析：

（1）0 到 10 分。在与人沟通方面你还很欠缺，基本上是个我行我素的人，即使在强调个性的今天，这也是不可取的。你性格太内向，而内向的性格是你的一大障碍，你应尽量改变这种性格，跳出自己的小圈子，多与人接触，多向别人学习，这样，你就有希望成为一个受欢迎的人。

（2）11 到 25 分。你的沟通能力比上不足比下有余，再加把劲，就可以游刃有余地与人交流了。你总希望能把问题解决得两全其美，而实际上这是不可能的。今后与人沟通时，你要主动出击，这会使你在人际交往中赢得主动权。

（3）26 到 30 分。你在与人沟通中能够做到左右逢源，应付裕如，无论是同事还是朋友，上级还是下级，你都能和他们保持良好的关系。但值得注意的是，你不可炫耀自己的这种能力。尤其是在不善于与人沟通的人面前，要做到隐而不显，以自己的真诚去打动别人，只有这样，你的好人缘才会维持长久。

活动 4　认真思考下列问题并展开讨论

1. 主动沟通意识对于人生的发展有何意义？

2. 经过沟通主体意识的培养和训练，你的自我形象是否发生了改变？你是否越来越受到他人的喜欢和尊重？

3. 在培养和训练过程中，你是否有"麻烦"和"累"的感觉？

4. 经过沟通主体意识的培养和训练，你是否增强了自信心，提升了与陌生人交往的能力？

第二节　护患沟通的基本常识

学习目标

1. 了解护患沟通的要素和一般层次。

2. 熟悉护患交谈的过程。

3. 掌握影响护患沟通的因素。

护患沟通是护理工作的基础，也是圆满完成护理工作的重要环节之一。护患沟通不同于平时的一般性交流，它具有鲜明的目的和指向。因此，护士需要掌握护患沟通的相关知识，有效地开展护患沟通，充分发挥沟通的作用，顺利地完成岗位工作任务。护患沟通是护士与患者之间进行一系列信息交换的过程，也是确定对患者实施健康方案的重要基础。

因此，护士在理解并掌握护患沟通的要素、层次、过程以及影响护患沟通的因素后，应积极有效地开展护患沟通。

一、护患沟通的基本要素

沟通是一个由多种要素组成的、动态的和多维的复杂过程。对沟通过程各因素的了解会对沟通行为产生积极影响，有效地促进沟通成功。一般说来，护患沟通包含以下六个基本要素。

1. 信息背景 (background/context)

能触发个体进行沟通的所有刺激或理由，包括各种生理、心理、精神或物质环境等因素。

2. 信息发出者 (sender)

也称信息源，是发出信息给他人的个人或团体，也是沟通交流中的主动因素。

3. 信息 (message)

信息发出者希望传达的思想、观点、意志、情感、态度和指令等。信息包含语言的及非语言的。

4. 途径 (channel)

指信息由发送者传递给接受者所通过的渠道，是通过视觉、听觉和触觉传递及接受信息的手段和媒介。

5. 信息接受者 (receiver)

指信息的收受一方，只有将信息代码接收后译成可理解的信息内容，才能为对方所接受。

6. 反馈 (feedback)

信息接受者对信息发出者的反应。

社会、职业、地位、民族、信仰、生活习惯与文化程度的不同，人们所得的疾病与病情各异，要使这些千差万别的人都能达到治疗康复需要的最佳身心状态，就需要护理成为一项最精确的服务艺术。

——南丁格尔

人际交往七定律

1. 诚信定律：人无信则不立。

2. 赞美定律：人人都渴望得到赞美。

3. 面子定律：给人面子就是给己面子。

4. 婉转定律：善意的谎言常常都是美丽的。

5. 忍让定律：忍让会使人际关系变得更和谐。

6. 刺猬定律：给彼此一个自由的空间会更舒适。

7. 共赢定律：双方都成功才是真的成功。

🔴 案例 1-2

一次完整的沟通过程

新入院患者次日早晨要抽血，以检查电解质和肝功能情况。护士作为信息发出者，将"明晨空腹抽血"这一沟通性事务用语言方式传达给患者："明晨 6：00—6：30，早班护士会到您的床旁抽血，请您等候。抽血前请勿进食和喝水，以免影响检查结果。"随后通过患者收到信息后发出的反馈信息来判断此次简短沟通的效果。

二、护患沟通的层次

鲍威尔（Powell）根据人际交往中双方的信任程度，即信息沟通过程中的参与程度及个人希望与别人分享感觉的程度不同，将沟通分为以下几个层次。

（一）一般性沟通（general conversation）

一般性沟通为沟通的最低层次，沟通时只使用一些表面性的、社交应酬性的话题，如"你好，感觉好些了吗？""伤口还疼吗？"之类的语言。这些话在短时间内有助于打开局面和建立友好关系，且使人有安全感，不需要进行过多的思考，能避免因话不投机而引起的尴尬局面。

（二）事务性沟通（fact reporting）

事务性沟通表现为只报告客观事实，不参与个人意见或涉及人与人之间的关系，如"今天我仍然感到呼吸费力""上午王医师给 302 室 1 床李某做肝穿时，患者出现面色苍白，血压下降，进行了抢救"。在交谈双方尚未建立信任感时，一般只陈述事实，不发表自己的见解，但这种沟通方式对护士获得患者的信息极为重要。

（三）分享性沟通（shared personal ideas and judgment）

在此层次，双方一般都已充分信任，能自然表达出自己的想法和对各种事物的看法，如"我的腿痛了这么长时间还没有好转，会不会是医生误诊了？""今天 3 床王某是不是出现输液反应了？"等，护士要尊重患者的想法和感受，不要流露出嘲笑或者轻蔑的表情，以免影响患者对护士的信任，继而不愿提出自己的看法和意见。

（四）情感性沟通（shared feelings）

在此层次上，沟通的双方除了分享对某一问题的看法及判断外，还会表达及分享彼此的感觉、情感及愿望。只有当患者和护士之间完全信任、毫无戒心且有了安全感后，才能进行此层次上的沟通。

(五) 共鸣性沟通 (peak communication)

沟通的双方达到了完全一致的状态，就会有高度和谐的感觉。护士与患者之间的这种感觉一般是短暂的，常常是在相互理解、相互信任的基础上，自然而然地产生的。

临床实践中，护患沟通可以出现各种层次的沟通，重要的是让双方均感到在最舒适的层次上进行沟通，不要强求进入较高层次。但护士应经常评估自己的沟通方式，避免行为不当而使沟通关系总是停留在低层次上。

三、护患沟通的一般过程

一次正式的护患交谈，其完整的过程大致分为 4 个阶段。

(一) 准备阶段

本阶段内护士的主要任务是做好心理上、物质上、环境上的准备，主要任务有：

（1）明确交谈目标，确定交谈所需的时间；

（2）全面了解交谈对象的有关情况；

（3）确定紧扣主题的交谈内容，并列出提纲；

（4）选择合适的交谈的时间、地点和环境；

（5）设计和评估自身的交谈形象和交谈能力；

（6）注意患者的体位、姿势是否舒适，能否坚持较长时间的交谈。

> 一个人事业上的成功，其中50%取决于你的专业技术，50%取决于你的人际关系和做人技巧。而后50%的因素中，排在第一位的是"态度"。

(二) 开始阶段

本阶段护士与患者交谈的任务有：

（1）建立和培养相互平等、尊重、信任和理解的沟通气氛，如有礼貌的称呼、主动自我介绍、一般性的问候，提起双方熟悉的人和事、指导交谈对象采取舒适的体位等；

（2）阐明交谈的目的和细节、所讨论问题的性质、交谈所需的时间等；

（3）告诉患者在交谈过程中，希望他随时提问以澄清需要加深理解的问题；

（4）保持合适的距离、姿势、仪态和眼神接触。

(三) 展开阶段

在这一阶段护患之间的交谈主要涉及疾病、健康、环境、护理等实质性的内容，其主要任务有：

（1）应用交谈技巧，与患者共同探讨其身心健康问题；

（2）观察患者的各种非语言表现；

（3）为患者提供帮助，如引导交谈方向、为他们调整不良情感、缓解身心痛苦等；

（4）运用倾听、移情、提问、沉默、重复、告知等沟通技巧增强交谈效果。

（四）结束阶段

本阶段是整个沟通过程中的最后一个环节，其主要任务有：

（1）以短暂的沉默、整理谈话内容、不展开新话题、安排休息等方式来暗示交谈行将结束；

（2）总结交谈内容和探讨的问题以及目标达成的情况等；

（3）帮助患者调整由于沟通所引起的悲伤、气恼等负面情绪；

（4）对交谈对象表示感谢；

（5）必要时预约下次交谈的时间。

正式的专业性交谈（特别是治疗性交谈）要有记录；如果需要在交谈中边谈边记，护士应向患者作必要的解释，以免引起不必要的紧张和顾虑。同时，要注意保护患者的隐私。

四、影响护患沟通的因素

护患沟通过程中通常会受到各种因素的影响，这些因素有的来自个人，有的来自环境。作为护士，要充分利用其中的积极因素来促进有效沟通，避免消极因素阻碍有效沟通。

（一）个人因素

1. 生理因素

任何一方生理不舒适或有生理缺陷，都会影响信息的传递和接受。如疲劳、生病、疼痛、失语、耳聋等。

2. 情绪因素

情绪会影响个体对信息的理解和体会。如一方处于生气、焦虑、兴奋、紧张、敌对、悲伤等情绪时，就会影响交流的效果。

3. 认知因素

认知因素对沟通的影响重大。尤其是患者这一特殊群体，他们的认知水平悬殊，护士应因人而异，选择与之相适应的沟通方式和内容。

4. 社会文化因素

患者的社会文化背景不同，他们在语言、社会经济阶层、民族、种族、专业状况等方面均有极大差别。护士必须根据他们的不同社会文化背景，采取不同的沟通方式与内容。

（二）环境因素

1. 物理环境

环境的舒适程度，如灯光、温度、气味、色彩、整洁度等，会对护患双方沟通的氛围产生影响，会在无形之中影响沟通的效果。

2. 社会环境

社会环境主要是指环境的私密性及安全性。当沟通内容涉及个人隐私时，就需要在一个安静且没有外人的环境中进行。

案例1-3

怕打针的玲玲为什么安静了？

玲玲在幼儿园注射流感疫苗后有点发热。妈妈不放心，带着她到医院去咨询。然而玲玲一进医院就号啕大哭，怎么劝也不愿意进去。妈妈连忙安慰玲玲说："玲玲不打针，我们是来看儿童医院墙壁上的喜羊羊的画的。"玲玲顺着妈妈所指的方向，果真看到了墙壁上一幅幅彩色的卡通画，立刻绽放出笑容，自己蹦蹦跳跳地进了医院。在轻松的环境中，她们愉快地完成了咨询活动。

在轻松的环境下，妈妈和玲玲都很愉快地完成了咨询活动。

课后练习

活动1　案例分析

案例1-4

抽血告知

赵某，男，76岁，农民，听力有障碍，因发热入院待查。入院当日，医生给他开出了次日清晨抽血进行化验的化验单。护士小李针对抽血的注意事项与赵某进行了如下沟通：

小李："大伯，您好！我是这里的责任护士李某某，您可以叫我小李。请问，您是一床的赵某某吗？"

赵某隐约知道有人与自己说话，忙说："啊，什么事？"

小李："根据您的病情，医生开了化验单，要为您抽血做化验，请您今天晚饭后至明天早晨6：30前，不要吃任何东西。我们将在明晨6点左右为您抽血，为确诊提供帮助，可以吗？"

赵某迷茫地看着小李，点了点头。

第二天清晨6点，小李来为其抽血，发现赵某正在吃面包、喝牛奶。小李见状生气地说："你怎么搞的，血还没抽，就吃早餐……"

针对上述情况请讨论：

1. 你认为此次沟通是否收到了预期的效果？
2. 你认为应当与这类患者怎样沟通？

活动 2　课堂讨论

阅读下列不良护患沟通实例，进行小组讨论。

情景 1　患者："我今天不太好，好像病情加重了。"

　　　　护士："对，是加重了，你肯定是昨晚睡前没服药！"

情景 2　患者："王护士，我近两天不知怎么了，总是失眠、头晕、做噩梦，食欲下降。这是不是神经衰弱症？这段时间工作实在太忙了……"

　　　　护士："好了，别说这些了，我早就知道了。"

情景 3　患者（病情较重）："我的病看来不轻啊！一时半会儿恐怕好不了。"

　　　　护士："不要紧，你的病并不重，很快就能治好。"

第二章　构建和谐的护患关系

————————————————————— 导　语 —————————————————————

　　随着护理模式的转变以及系统化整体护理的实行，建立和谐、稳定、互动的护患关系已成为做好护理工作的前提和关键。护患关系从患者就诊到接受治疗，直至出院贯穿于护理工作的全过程。作为护士，应有积极主动的沟通意识，从生理和心理上关心、关注、关爱患者，最大程度地减轻患者来自环境、诊疗过程和疾病本身的压力，从而加快康复的进程。

第一节　护患关系的建立

学习目标

1. 了解护患关系的含义、性质及基本内容。
2. 熟悉护患关系的基本模式。
3. 掌握建立护患关系的基本过程。

　　在医院这个特定的环境里，护士处于各种各样的人际关系之中，如护士与患者及其家属、护士与医生、护士与其他工作人员等，其中最重要的是护士与患者之间的关系。

> **几类不同的个性品质的表现**
>
> 　　积极品质：真诚、体贴、热情、责任心、尊重、和善、不自私、幽默、开朗。
>
> 　　中间品质：固执、刻板、大胆、谨慎、易激动、好斗、害羞、空想、孤独、依赖。
>
> 　　消极品质：古怪、敌意、狭隘、粗鲁、自负、不真诚、不善良、不可信、冷酷、说谎。

一、护患关系的含义及性质

（一）护患关系的含义

护患关系（nurse-patient relationship）有广义与狭义之分。广义的护患关系是指围绕患者的治疗及护理所形成的各种人际关系，包括护士与患者、护士与医生、护士与家属及其他人员的关系。狭义的护患关系是指护士与患者之间在特定的环境和时间里，以患者的利益为中心而建立起来的一种人际关系。

良好的护患关系是护士与患者之间通过信息交流逐步建立起来的一种相互信任、合作、理解和支持的和谐关系。护士在熟悉护患关系的性质、基本内容和基本模式的基础上，应努力学会建立和协调护患关系，为取得较好的治疗效果创造条件。

（二）护患关系的性质

护患关系是一种人际关系，但又绝不同于一般人际关系，较之一般人际关系，它具有如下特质：

1. 护患关系是专业性、帮助性关系

护患关系是以解决患者在患病期间所遇到的生理、心理、精神等方面的问题，又是以满足患者需要为主要目的的一种专业性人际关系。

2. 护患关系是一种工作关系

护患关系是护理工作的需要，是护士与患者之间人际交往的一种职业行为。因此护士对所有患者应一视同仁，设身处地为患者着想，真诚地给予帮助，以满足患者的健康需要。

3. 护患关系是多元化、互动性的人际关系

护患双方都有属于他们自己的知识、情感、态度、对健康与疾病的看法以及不同的生活经验，而这些因素都会影响相互沟通时的感觉和期望，并进一步影响彼此间的沟通和由此所表现出来的所有行为，即护理效果。

4. 护患关系是一种短暂性的人际关系

护患关系是服务对象在接受护理服务过程中存在的一种人际关系，一旦护理服务结束，这种人际关系一般就会结束。

二、护患关系的基本内容

由于受生理、心理、环境、教育、经济等多种因素的影响，护患关系所涉及的内容十分庞杂，但概括起来大致分为技术性和非技术性两个方面。

> 八种话不能讲：
> 1. 丧志的话不能讲；
> 2. 负气的话不能讲；
> 3. 抱怨的话不能讲；
> 4. 损人的话不能讲；
> 5. 自夸的话不能讲；
> 6. 不实的话不能讲；
> 7. 机密的话不能讲；
> 8. 隐私的话不能讲。

（一）技术性内容

技术性内容指护患双方在进行一系列的护理技术活动中建立起来的行为关系。在这种技术性关系中，护士是拥有专业知识和技能的人，处于主动地位；而患者是缺乏护理专业技术的人，处于被动地位。技术性关系是非技术性关系的基础，它是维系护患关系的纽带。离开了技术关系，就不能产生护患关系的其他内容。

（二）非技术性内容

非技术性内容是指护患双方由于受社会、心理、教育、经济等多种因素的影响，在实施医护技术过程中所形成的道德、利益、价值、文化、法律等多种内容的关系。

1. 道德内容

道德内容是非技术性内容中最重要的部分，它要求护患双方都按照一定的道德原则和规范来进行护理活动，彼此以道德标准约束自己的行为，尊重对方的人格和权益，以维护护患关系的协调发展。

2. 利益内容

利益内容是护患双方在相互作用的过程中形成的物质和精神方面的利益关系。由于护士的全身心劳动，满足了护理对象要求解除病痛、求得生存、恢复健康等的需要，而护士也从中获得精神上的欣慰和技术上的进步。

3. 价值内容

护患双方在护理过程中的相互作用及相互影响体现了人的价值。在此过程中，护士自己运用护理知识及技能为患者提供护理服务而实现自己的人生价值；护理对象恢复了健康，又能为社会做出贡献。

4. 文化内容

护患关系作为一种特殊的人际关系，是在一定的文化背景条件下产生的。由于护患双方所具有的文化水平、素质修养不同，甚至在语言、宗教信仰、风俗习惯等方面存在着文化背景上的差异，所以，在护理活动中，护士要十分注意自己的语言、举止和表情，并尊重病人的宗教信仰和风俗习惯，对不同文化层次、不同个性的病人，应因人而异，亲切、准确、完全、巧妙地进行沟通，努力缩小护患之间的文化差距，建立和谐、舒畅的护患关系。

5. 法律内容

法律内容是指护患双方在从事护理和接受护理的活动中，所涉及的法律层面问题，任何一方的正当权益都应受到法律的保护。任何一方的正当权益受到侵犯，都将受到法律的干预。护患双方都必须承担各自的法定责任与义务，时刻以法律为自己的行为准则。

三、护患关系的基本模式

依据沟通双方在沟通过程中所处的地位，可将护患关系归纳为三种类型，即主动—被动型、指导—合作型、共同参与型（表2-1）。

表 2-1　护患关系的基本模式

类型	护士地位	患者地位	适用范围	类似关系
主动—被动型	主动	被动	重症等无意识患者	父母—婴儿
指导—合作型	指导	合作	急性病和有意识患者	父母—青少年
共同参与型	帮助	参与	慢性病和心理治疗	成人—成人

（一）主动—被动型（active-passive model）

护士对护理对象的服务处于主动的主导地位，护理对象是处于被动接受护理的从属地位。例如，护士发药时对患者说："把药服下！"对需要测血压的患者说："请伸出手来，卷起袖子！"等，要求患者无条件服从。该模式常用于手术、麻醉等技术，适用于意识不清、精神障碍、婴幼儿患者等的治疗与照顾，因为他们无法表达意愿或参与护理，需要护士主动发挥积极的能动作用。

（二）指导—合作型（guide-cooperation model）

指导—合作型是目前国内临床实践中最常见的护患沟通模式。在该模式下，护士的作用占优势，同时有适当调动患者主动性的情景。该模式常适用于对急症患者的治疗和照顾，而患者可以有自己独立的意愿和感受，他们可以向护士提供个人信息，也可以提出要求和意见，只不过他们的主动还是以遵从护士的意愿为前提，尤其是对急性病或危重病患者，护士的权威依然起着很重要的作用。

（三）共同参与型（joint participation model）

共同参与型是一种新型的平等合作关系。在护理活动过程中，护患双方具有同等的主动性和权利。一般是慢性病患者、疾病康复期及身心疾病的诊疗过程中该模式的应用较多。护理对象的意见和认识不仅是必要的，而且是有价值的，他们不是被动地接受护理，而是积极主动地配合和参与护理活动。

在护理实践中，究竟采用哪种模式，主要是根据患者的病情、环境、医疗设备、技术力量等条件来决定。一般来说，只要患者能表达自己的意见，护士就应该鼓励他们发挥主动性和能动性，共同参与疾病的诊疗和护理。

四、护患关系的基本过程

良好护患关系的建立与发展一般分为以下三个阶段。

（一）第一阶段：开始期

开始期是患者与护士最初的接触阶段，主要任务是与患者建立相互了解与信任的关系。护患双方通过各自的自我介绍从陌生到认识再到熟悉。在此阶段，护士除向患者介绍病区的环境设施、各种规章制度、与治疗护理有关的人员外，还要初步收集有关患者的身体、心理、社会文化及精神方面的信息。

（二）第二阶段：工作期

在此阶段，护士与患者在相互信任的基础上开始合作，护士的知识、能力及态度是保证良好护患关系的基础。护士应对患者一视同仁，尊重患者的人格，维护患者的权利，并鼓励患者充分参与自身的康复及护理活动。

（三）第三阶段：结束期

护患之间通过密切合作，达到了预期的护理目标，护患关系即将终止。在此阶段，护士首先要为患者作好准备，进行有关的评价，如评价护理目标是否达到、患者对自己目前健康状况的满意程度如何等。其次，护士还要对患者进行相关的健康教育，根据患者的具体情况制定出院后的康复计划，以保障护理的整体性。

🏃 课后练习

活动 1　分析下列情景中哪些已构成了护患关系？

情景 1：赵经理因伤风感冒，感到头疼发热。他到药店咨询后买了些药，准备回家边服药边休息。

情景 2：钱老师最近总感觉头疼，关节酸软，四肢无力，心慌气短，遂到医院就诊，医生建议他住院治疗。

情景 3：孙大爷在医院住了一个月，其糖尿病终于得到了控制。医生建议他回家休息，严格按照糖尿病的禁忌控制饮食，并联系社区护士小李定期到他家进行健康指导。

提示：情景 1 中，赵经理没有和护士发生工作关系，不属于护患关系范畴；情景 2 中，钱经理在住院治疗过程中，与护士紧密联系并有进一步的沟通交流，构成了护患关系；情景 3 中，孙大爷与社区护士小李也构成了护患关系。

活动 2　阅读下列案例，分析赵护士和钱教授护患关系的建立过程。

🔴 案例 2-1

合格的沟通

心血管内科来了一位老年高血压患者，按照整体护理的要求安排，赵护士任该患者的责任护士。赵护士认真阅读了患者的入院通知及病历记录，了解到患者姓钱，是本地某大学的一位教授。患者近期因头晕、胸闷、血压升高而入院。赵护士初步掌握信息后，便到病房与患者作更深层次的沟通。初次见面，赵护士亲切的表情、和蔼的话语、热情的关怀，给钱教授留下了良好的印象。赵护士也从交谈中了解到赵教授由于平时工作忙，压力大，烟瘾越来越大。赵护士根据钱教授的病情，制订了健康护理计划，其中包括如何帮助患者戒烟以及健康教育的内容；赵护士还同时就护理计划与钱教授的妻子进行了沟通，希望得到她的全力支持和配合。通过治疗和护理，钱教授的病情得到了有效控制，血压稳定，不良的生活习惯也有了明显的改善。即将出院时，赵护士将出院以后的健康生活方式、血压控制标准、用药注意事项等仔细地告知钱教授和他的妻子，并叮嘱他定期来医院复查。

活动3　案例分析

📖 案例2-2

拒绝配合的李先生

李先生是一位脑出血后遗症患者。右侧肢体瘫痪，正在接受针灸治疗和理疗。医生要求他多做下肢活动以促进康复。护士小孙多次前来帮助李先生做下肢康复训练，但李先生总是说自己下肢麻木无力，无法活动，拒绝配合。

针对案例2-2请思考：

1. 此例中护患关系属于哪种模式？造成李先生拒绝配合的原因何在？
2. 如果你是护士，你将怎样处理？

活动4　评估一下你的人际关系如何？

（一）情境描述

这是一份大学生人际关系行为困扰的诊断量表，共有28个问题。请你根据自己的实际情况，逐一对每个问题做出"是"或"否"的回答。

1. 不愿意向他人倾诉自己的烦恼。
2. 和生人见面感觉不自然。
3. 过分地羡慕或忌妒别人。
4. 与异性交往太少。
5. 对连续不断的会谈感到不适应。
6. 在社交场合感到紧张。
7. 时常伤害别人。
8. 与异性交往感觉不自然。
9. 与一大群朋友在一起，常感到孤寂或失落。
10. 极易受窘。
11. 与别人不能和睦相处。
12. 与异性相处不知如何适可而止。
13. 当不熟悉的人向你倾诉他（她）的不幸遭遇、以求得同情时，常感到不自在。
14. 常担心自己给别人留下不好的印象。
15. 总想尽力让别人赏识自己。
16. 暗自思慕异性。
17. 时常避免表达自己的感受。
18. 对自己的仪表（容貌）缺乏信心。

19. 讨厌某人或被某人所讨厌。

20. 瞧不起异性。

21. 不能专注地倾听。

22. 自己有烦恼，但无人可倾诉。

23. 常被别人排斥，感到冷漠。

24. 被异性瞧不起。

25. 不能广泛地听取各种意见和看法。

26. 常因受伤害而暗自伤心。

27. 常被别人谈论、愚弄。

28. 不知如何与异性更好地相处。

（二）结果分析

回答"是"的记 1 分，回答"否"的记 0 分。

如果你的总分在 0～8 分之间，那么你在与朋友相处上的困扰较少，说明你善于交谈，性格开朗，积极主动，关心别人，不存在或较少存在交友方面的困扰，你的人缘很好，能获得许多人的好感与赞同。

如果你的总分在 9～14 分之间，那么你与周围的人相处存在一定程度的困难，你的人缘一般，和朋友的关系时好时坏，经常处在一种起伏之中。

如果你的总分在 15～28 分之间，则表明你同周围的人相处的困扰比较严重，你可能是一个不善于交际的人，也可能是一个性格孤僻的人，或者是一个自高自大的人。

第二节　正确处理护患关系

学习目标

1. 学会建立良好护患关系的策略。

2. 熟悉护患纠纷发生的原因。

3. 掌握缓解护患纠纷的方法。

在现代医院质量评价体系中，评定护理服务质量的首要依据是看有无护患纠纷。而 80% 的护患纠纷是由沟通不良或沟通障碍所引起的。为防患于未然，护士除应掌握护患沟通的艺术外，还应熟悉护患纠纷产生的原因，以有效地防范护患纠纷的发生。

> 人与人之间的误会，90% 是由于沟通不良造成的；而人与人之间的矛盾，90% 又是由误会造成的。

一、良好的护患关系对护士的要求

（一）具有丰富的专业知识

作为护士尤其是年轻的护士，一定要努力学习与护理相关的人文社会科学知识，努力掌握护理技能，严格执行护理操作规程，增强护理风险防范意识，在全心全意为患者服务的同时，也要注意维护自己的权益。

（二）保持健康的生活方式

为应对繁重的护理工作和频繁的夜班，护士须养成良好的生活习惯和健康的生活方式，使自己永远保持平衡的心理状态和积极乐观的生活态度，并以此来影响带动患者。

（三）尊重并平等地对待患者

在护患关系中，一般来说，护士处于相对强势的主导地位，患者则处于相对弱势的被动地位。因此，护士应时时处处做到以患者的权益为重，尊重患者的人格，维护患者的尊严。不管患者原来的社会身份是高还是低，是贵还是贱，一旦来到了医院，其原来的社会身份就应忽略，一律都是求医的病人，他在护理服务中所享受的待遇应完全一样。至于医院中特级护理、一级护理、二级护理之分，则是根据病情的需要。人为地为病人划分"等级"，不仅为医德所不容，也有损医院和医护人员自身的形象。

二、建立良好护患关系的策略

建立良好的护患关系的方法很多，较常用而且易于被护理人员运用的策略有以下几方面。

（一）建立"五要"交往关系

为建立良好的交往关系，护士一要主动，二要注意形象，三要乐于帮助患者，四要加强自身修养，五要关注对方需求。

> 如果你是对的，就要试着温和地、技巧地让对方同意你；如果你错了，就要迅速而热诚地承认。这要比为自己争辩有效和有趣得多。
>
> ——卡耐基（美）

（二）加深情感联系的策略

在与患者的深入交往中，第一要表现真实的自我，第二要避免直接指责和争论，第三要肯定患者的自我价值，第四要经常互致问候，第五要注意保护患者的隐私。

（三）及时弥补情感裂痕

当护患间的情感出现裂痕时，护士应首先采取主动，及时修复，一要学会谅解，二要运用批评与自我批评的艺术，三要学会道歉的艺术。

三、导致护患纠纷的原因

（一）信息沟通不畅

在护患沟通中，由于忽略了某些重要的细节，使沟通流于形式，由此导致的纠纷不在少数。案例 2-3 便颇具代表性。

📀 案例 2-3

王大伯家属为何拒付增加的医疗费

患者王大伯住院期间，未经许可外宿，夜间突发心绞痛，幸发现及时，经抢救保住了性命。但该由谁来承担这额外增加的 1 万多元的医疗费用，双方都各执一词，争论不休。王大伯的儿女说："护士对患者未尽到照看责任。"而护士则说："住院须知上明文规定患者不许外宿，这些已在入院时进行了宣讲，并且也是患者签字同意的……"

（二）信息认知差距

大多数患者对疾病知识知之不多，患病后才想对相关情况多了解一些；而护士对此早已司空见惯，习以为常，因此对患者的反复询问就感到厌烦，或懒于解释，或简单敷衍等，由此也往往容易引起纠纷。

（三）指导不明酿错

在护理工作中，由于护士业务不熟悉，或者由于工作疏忽，延误了患者的检查、治疗时间，遭到患者投诉。

📀 案例 2-4

护士为什么遭到投诉？

某患者住院后需要做腹部 B 超和 X 线钡餐检查。当天下午负责护士将检查预约单交给患者并对他说："明天上午不要吃早餐，要到 B 超室和放射科做两个检查。"患者点点头，接过检查单，护士便离开了。第二天，患者遵照护士吩咐没吃早餐，先做了 X 线钡餐检查，然后准备去做 B 超。B 超室的工作人员告诉患者："由于刚做过钡餐，显影剂仍潴留在肠胃道，影响 B 超检测的准确性，暂时不能作 B 超，必须另约时间。"由于延误了诊断时间，并影响下一步的治疗，该护士遭到患者的投诉。

（四）人文关怀欠缺

为保障医院医疗服务有条不紊地开展，每个医院都制定了比较完善的规章制度。这是完全有必要的，也是正确的做法。但也不得不承认，也有少数规章制度把患者及其家属限制得太严、太死，缺少必要的人文关怀；加之个别护士在执行过程中，又不给予可能的通融或变通。由此导致的矛盾和纠纷并不少见。

案例 2-5

不可或缺的关怀

某患者，未婚女性，患恶性肿瘤住院，情绪极其低落。其男友特地从家乡赶来探视，希望在病床旁陪伴一个晚上。值班护士按照医院的陪护管理要求，认为没有留陪护的医嘱未予同意，执意要患者男友晚上离开病房。为此，患者的男友很不理解，遂投诉到医院办公室，并对陪护管理制度提出了质疑：给女友精神上的安慰，是天经地义的事，不会对病房造成大的影响。

此例中，对患有恶性肿瘤的患者来说，最需要的是亲人即其男友的关爱，这对患者下一步治疗会有积极的作用和效果。这名护士过分拘泥于规章制度，而忽视了对患者及其家属的人文关怀。

（五）忽视患者的知情权

知情权是每个公民所享有的一项基本权利。作为患者，有权知道与所患疾病有关的诊断、治疗和护理等方面的信息。在护理工作中，护士执行任何一项操作，都需要与患者或家属及时沟通，实施告知义务。

（六）语言不当引纠纷

作为护士，要慎言谨语，避免使用引起患者猜疑、恐惧或精神伤害的语言。尤其在手术室抢救危重患者时，护士的一言一行稍有不慎，都有可能引发纠纷。

四、缓解护患纠纷的方法

（一）深呼吸法

处理人际冲突最忌情绪激动、不冷静，极易使矛盾激化，而深呼吸是一种有效控制情绪的方法。当护士感到被他人激怒时，可马上深呼吸，这对控制情绪很有效果。

（二）换位思考法

护士应学会站在患者角度想问题，理解患者的需求与情绪。与患者沟通时，不妨常常这样想，假如这个患者是我，或是我的家人，我会怎么样？若能这样换位思考，则对患者反映的问题就不会置之不理了。

（三）转移法

有些患者的不满情绪有时并非真的指向护士，却将之发泄在护士身上。此时护士不要与患者直接对峙，最好的方法是把患者的不满情绪淡化或转移。如患者对饮食有意见，可以这样讲："对不起，这饭菜可能不合您的胃口，我一定替您向膳食科反应，请他们改进。"又如对未能及时安排手术的患者，可这样对他们讲："我理解您的心情，让我帮您问问医生是怎么回事。"

（四）冷处理法

有些患者因不堪忍受疾病的折磨而对护士发火，此时护士宜保持沉默，或采取回避的方式，避免同患者发生正面冲突。

（五）选择性"耳聋"

有的患者有时讲的话不一定有道理，但护士不宜与他们进行辩论，比较明智的做法是听而不闻，视而不见。须知宽宏大量乃君子之为，亦是医者之德。

（六）协助法

当护患矛盾已经发生，其他护士不宜袖手旁观，应立即上前参与处理。此时不妨先让当事护士暂时回避，然后代其道歉并耐心听患者把话说完。对于患者合理的要求，应尽最大努力予以解决。如纠纷呈升级趋势时，应及时请护士长或其他领导出面解决。

 课后练习

活动1　课堂讨论

阅读下列案例并回答：护士的话错在哪里？

案例 2-6

避免病人忌讳的词语

血液科病房 35 号病床的信号铃响起，值班护士以为是患者输液结束了，习惯性地问道："谁没了？"连问数声，无人应答。她纳闷地跑到病房，只见两个患者平静地躺在床上，就责问他们刚才为何不回答，其中一位患者很不高兴地说："我们得了白血病，刚刚做完骨髓移植。一直与死神作斗争，最敏感的词就是'死'和'没'字，你问'谁没了'，我们当然不会回答你。"

类似这样的小纠纷给我们的提示是：护士应首先牢固确立尊重患者的观念，其次还要加强语言的训练。如在问话前加上"点滴"二字，患者就不会反感了。

案例 2-7

可以避免的悲剧

患者李某，男，56 岁，因发热、咳嗽来到门诊部输液治疗，输液完毕后即离开医院。不料在回家途中，发生了输液迟发性反应，当即倒在大街上。待 120 急救车赶到时患者呼吸、心跳已停止，经抢救无效死亡。家属遂将医院诉至法院，要求医院承担赔偿责任。

针对案例 2-7，请讨论：（1）谁应对该患者的死亡负责？（2）我们应从这类事件中吸取什么教训？

活动2　情境扮演

子宫腺肌症患者在子宫全切除手术后需进行输液治疗。当班护士在换瓶时不小心把另外一个病人补充营养的液体接了上去。幸好发现及时，马上更换，尚无液体输进，没有造成任何不良后果。但患者却坚持认为这也是医疗差错。

提示：

(1) 立即向患者诚恳地道歉和解释，承认工作的失误，作自我批评。

(2) 消除患者的担忧，将挂错的药水瓶拿给患者看，说明是补充营养的，如果输进去也没有害处。

活动3　评估一下你对冲突处理的能力如何？

下面有10道选择题，每题都有4个备选答案。请根据自己的实际情况，选择一个最适合你的答案。

1. 如果你与某同学产生了矛盾，关系紧张起来，你将怎么办？（　　）
   A. 他若不理我，我也不理他；他若主动前来招呼我，我也招呼他
   B. 请别人帮助，调解我们之间的紧张关系
   C. 从此不再搭理他，并设法报复他
   D. 主动去接近他，争取消除矛盾

2. 如果你被人误解，说你干了某件不好的事，你将怎么办？（　　）
   A. 找这些乱说的人对质，指责他们
   B. 伙同亲友捏造一些莫须有的事加在对方身上，进行报复
   C. 一笑置之，不予理睬，让时间来证明自己的清白
   D. 要求组织上调查，以弄清事实真相

3. 如果你的父母关系紧张，你将怎么办？（　　）
   A. 谁厉害就倒向谁一边
   B. 不介入他们之间的纠纷，谁也不得罪
   C. 谁正确就站在谁一边，态度明朗
   D. 努力调解两人之间的关系

4. 如果你的父母老是为一些小事争吵不休，你准备怎么办？（　　）
   A. 根据自己的判断，支持正确的一方
   B. 尽量少回家，眼不见为净
   C. 设法阻止他们争吵
   D. 威胁他们：如果再争吵，就不认他们为父母了

5. 如果你的好朋友和你有严重的分歧，你将怎么办？（　　）
   A. 暂时避开这个问题，以后再说，求同存异
   B. 请与我俩都亲近的第三者来裁决谁是谁非
   C. 为了友谊，迁就对方，放弃自己的观点
   D. 下决心中断我们之间的朋友关系

6. 当别人忌妒你所取得的成绩时，你将怎么办？（　　）

　　A. 以后再也不冒尖了，免得被人忌妒

　　B. 走自己的路，不管别人怎么看待我

　　C. 同这些忌妒者争吵，保护自己的名誉

　　D. 一如既往地工作，但同时反省自己的行为

7. 如果有一天需要你去做某一件事（不是坏事），而做这件事的后果不是得罪甲，就是得罪乙，而甲和乙恰恰又都是你的好朋友，你将怎么办？（　　）

　　A. 向甲和乙讲明这件事的性质，取得他们的谅解后再去处理

　　B. 瞒住甲和乙，悄悄把这件事做完

　　C. 事先不告诉甲和乙，事后再告诉被得罪的一方

　　D. 为了不得罪甲和乙，宁可不去做这件事

8. 你的好朋友虚荣心太强，你很看不惯，你将怎么办？（　　）

　　A. 检查一下对方的虚荣心是否同自己有关

　　B. 利用各种机会劝导他

　　C. 听之任之，随他怎么做，以保持良好关系

　　D. 只要他有追求虚荣的表现，就同他争吵

9. 如果你对某一问题的正确看法被老师否定了，你将怎么办？（　　）

　　A. 向学校领导反映，争取学校领导的支持

　　B. 学习消极，以发泄对老师的不满

　　C. 一如既往地认真学习，在适当的时候再向老师陈述自己的看法

　　D. 同老师争吵，准备离开该校或所在班级

10. 如果你同朋友在假日活动的安排上意见很不一致，你准备怎么办？（　　）

　　A. 双方意见都不采纳，另外商量双方都不反对的方案

　　B. 放弃自己的意见，接受朋友的主张

　　C. 与朋友争论，迫使朋友同意自己的安排

　　D. 到时独自活动，不和朋友在一起度假了

评分标准：

下表给出了每题的每个选择答案的分值，根据你的答案，在表中圈出你的得分。

	1	2	3	4	5	6	7	8	9	10
A	1	1	0	1	3	0	3	2	2	2
B	2	0	1	0	2	2	1	3	1	3
C	0	3	2	3	1	1	2	0	3	0
D	3	2	3	2	0	3	0	1	0	1

计算出上表圈出的分数得出总分。如果你的总分为：

0～6分，表明你处理人际冲突的能力很弱；7～12分，表明你处理人际冲突的能力较弱；13～18分，表明你处理人际冲突的能力一般；19～24分，表明你处理人际冲突的能力较强；25～30分，表明你处理人际冲突的能力很强。

第三章　护患间的语言沟通

　　语言沟通是人们相互联系、相互合作的一种有效手段和方式。在护理工作中，护士的服务对象是人，护士的语言沟通较其他职业更为重要，希波克拉底曾说过：医务人员"有两种东西能治病，一是药物，二是语言"。俗话又说"良言一句三春暖，恶语伤人六月寒"。护士只有掌握语言沟通技巧并将其运用到工作中，特别是在搜集患者生理、心理、精神、社会、文化等多层面的资料后，才能制订出切实可行的护理计划，才能发展良好的护患关系，才能提高护理质量。

第一节　护患间的语言沟通技巧

 学习目标

1. 了解语言沟通的含义、分类。
2. 掌握语言沟通的技能技巧。
3. 能够有效地防止语言交流中常见的错误。

　　语言沟通是护理工作中的主要沟通方式。护士在收集患者健康史，介绍住院规则和环境，实施治疗、护理措施以及对患者和家属做健康教育等护理过程中，均须使用语言与患者进行沟通。

> 　　一个人必须知道该说什么，一个人必须知道什么时候说，一个人必须知道对谁说，一个人必须知道该怎么说。
>
> 　　　　　　　　——德鲁克

一、语言沟通的含义和类型

(一) 语言沟通的含义

语言沟通 (verbal communication) 是指使用语言、文字或符号进行的一种沟通。只有当信息发出者和信息接受者清晰地理解了信息的内容时,语言沟通才是有效的。

(二) 语言沟通的类型

语言沟通包括口头语言沟通和书面语言(文字、图像、数据等)沟通两种类型。

1. 口头语言沟通 (verbal language communication)

通常所说的口头语言沟通,一般是指面对面的口语沟通。由于口头语言具有信息传递范围广、速度快、效果好等优点,因此成为使用频率最高的言语交际形式。按其在社会交际中的不同需要,口头语言又可分为日常口语、一般口语和典雅口语三种形式。口头语言沟通一般用于和病人交谈时,如询问病史、嘱咐注意事项等。

2. 书面语言沟通 (written language communication)

书面语言是口语的发展和提高,它可以扩大信息交流的范围,使信息交流不受时间、空间的限制;同时,运用书面语言时人们可以深思熟虑,有充分的时间准备和组织,因此发出的信息更为准确。书面语言沟通在护患之间主要用于健康宣教资料,在医护人员之间主要用于各种医疗文件的记录等。

二、语言沟通的艺术

(一) 护理语言沟通的一般技巧

1. 称谓技巧

不同的地区或民族有不同的文化习惯,人与人之间的称谓也各不相同。因此,护士要根据患者的具体情况选择恰当的称呼,既要体现对患者的尊重,也要使患者感觉亲切,以利于拉近护患间的距离。根据我国的风俗习惯和患者的心理,合适的称呼方法大致有如下三类,即按职业称呼、按行政职务称呼和按年龄差异称呼。

(1) 按职业称呼,如某某工程师、某某老师、某某教授、某某师傅、某某同志、某某先生等;

(2) 按行政职务称呼,如某某部长、某某局长、某某科长等;

(3) 按年龄差异称呼,如赵老、小王;爷爷、奶奶、叔叔、阿姨等。

只要不是在治疗护理"三查七对"时,就可以参照上面的分类使用相应的称呼。

2. 开场技巧

护士在交谈之初要为对方营造一个融洽温馨的气氛,让患者坦率地表达自己的思想感情，使交谈顺利进行。开场白可根据不同情形采取不同的方式。

（1）问候式，如"您今天感觉怎样？""今天的饭菜合口味吗？"

（2）关心式，如"这两天天气变凉了，要多添点衣服。""您这样躺着，舒服吗？要不要把床摇起来一点？"

（3）夸赞式，如"您今天气色不错啊！""今天您看起来好多了！"

（4）言他式，如"您在看什么书？""今天有谁来看您啦？送的花真漂亮！"

护士在开场时先用这类话把交谈"调动"起来，然后转入正题。倘若一见面就说"你看起来没什么病似的，到底是哪儿不好？"这样的开场白可能给患者造成不良的刺激。

3. 倾听技巧

倾听是全神贯注地接受和感受对方在交谈时发出的语言信息和非语言信息，并确定其含义和对其作出反应的过程。护士通过听其言、观其行，积极反馈来获得较全面的信息。

一个忠实的倾听者，应该做到以下几点：

（1）耐心听患者说话。有条件的话最好坐下来与患者交谈，以表示愿意倾听他说的话。

（2）不要轻易打断对方的诉说。随意打断或不恰当地转换话题，不仅影响深入的交流，也是一种不尊重对方的表现。

（3）集中注意力。排除一切干扰因素（如手机的呼叫、其他突然的噪声的干扰等）以便全身心地进行交流。

（4）作出适当的回应和反馈。与对方保持目光接触，示以友好关切的表情，不时地回应"是"或"嗯"，以表示正在全神贯注地倾听并鼓励患者继续说下去。

4. 同感技巧

同感就是通过倾听、提问等沟通方式，设身处地站在对方的角度，理解对方感受的过程。同感可以更准确地掌握有关信息，在让患者感到自己被接纳、被理解的同时，也感到愉快和满足，促使双方更深入地展开交流。

> 常见同感表达句式。
> 1. 表达对人情感的理解：你感觉是……
> 2. 表达对人意图的理解：你想说的是……
> 3. 表达对人的情感与意图的尊重：我知道这对你很重要……
> 4. 表达对对方的关心：你需要我为你做些什么吗？

护士的同感过程可以分为两个阶段：

（1）了解和确认阶段。这是同感的第一个层面。此时护士要做到认真倾听，并留意患者非语言行为所表达的信息。

（2）适当的反应阶段。这是同感的第二个层面，此时护士要适当回应患者的情感，以理解、接纳的情怀回应患者，目的是让他们知道：护士理解他（她）的感受，愿意听他（她）继续讲下去，并愿意提供安慰和帮助。

在下面的一个案例中，刘护士对患者的劝慰就很得体。

📖 **案例 3-1**

刘护士的劝慰

患者王女士，26 岁，刚结婚半年尚未生育，最近体检发现患有子宫内膜癌，需要做子宫全切手术。手术的前一天下午，刘护士发现王女士独自躺在病床上，紧闭双唇，两眼看着天花板，暗自流泪。目睹这一切，刘护士趋前劝慰道："我知道您明天将要做子宫切除手术（让患者知道护士已了解她的病情），我能理解您此刻的心理感受。如果您愿意的话，我非常想听一听您的想法，也非常愿意尽我所能，为您提供帮助……"

5. 提问技巧

提问在护患交谈中十分重要。它不仅是收集信息和核实信息的手段，而且可以引导交谈围绕主题展开。提问一般分为封闭式提问和开放式提问两种类型。

（1）封闭式提问。封闭式提问多用于互通信息交谈，特别适用于核实患者资料时的交谈。封闭式提问的句式大都类似以下句式：

①您的胃部不适和昨天相比，是好些，还是差些，还是和昨天一样，没什么变化？（回答三者选一）

②您的家庭成员中有患高血压的吗？（回答"有"或"没有"）

③您胸部疼痛具体是在哪个部位？（回答为"××部位"，或者用手指点该部位）

④您昨夜大约睡了几个小时？（回答具体的小时数）

（2）开放式提问。开放式提问对答案没有暗示，有利于引导患者敞开心扉，大胆表达内心的感受。它的句式大都类似以下句式：

①过几天您就要手术了，对这次手术您有什么想法？

②您这几天的感觉怎样？

③您有什么需要我们帮助的吗？

④您对医院提供的伙食有什么意见？

6. 澄清技巧

澄清是针对对方陈述中一些模糊的、不完整的地方提出疑问，以获得更具体、更明确的信息。澄清有助于找出问题的原因，不仅能使护士更好地理解患者，还可以使患者更好地了解自己。护士可以采用下列方法进行澄清：

（1）用举例的方法，将一个具体的事例与抽象的或含糊的意思联系起来。

（2）指出可能遗漏的或前后不一的内容，要求患者做必要的修正补充。

（3）用识别相同点或不同点的方法来澄清疑点。

（4）用患者能懂的语言直接提问。

澄清技巧通常采用以下句式："我还是不太明白，请您再说清楚一点。""根据我的理解，您的意思是不是……"

7. 沉默技巧

在交谈中，适时的沉默不仅可以给患者留出思考时间，而且也给护士留下了组织问题、记录资料、观察病人的时间。沉默技巧运用得恰当，有时具有超语言的力量；但运用不当，也会使对方误认为你不耐烦。因此，护士不仅要学会使用沉默的技巧，并适应沉默的气氛，还要学会在适当的时候打破沉默。打破沉默也要讲究技巧，可这样说："您是不是还想说什么？（停一下）如果没有的话，我想我们可以讨论其他的问题了。""您是否可以告诉我，这个问题对您所造成的困扰？"当患者话说到一半突然停顿，可以这样说："还有呢？"或者重复患者前面所说的最后一句话来提示他继续说下去。

8. 告知技巧

大多数患者对医院这一环境是十分陌生的。对如何就诊，如何检查，如何取药、服药，如何办理住院、出院手续，有哪些需要注意的问题等都不甚了解，护士有告知的义务。特别是对于一些较敏感事项的告知，还要讲究告知的技巧。如绝症、重症患者的诊断结果，是否及时告知，如何告知，都要特别慎重。对有即将化疗或放疗的患者不妨先予安抚："您有一部分可能变异的细胞需要进行化疗……"而对于已经确知自己病情的患者，不妨给予鼓励："我见过不少像您这样的病人，他们经过积极治疗，都已康复出院，现在生活得很好。"再如对于催缴医药费这个一向令人头疼的问题，也要特别讲究告知的技巧，否则极易引起纠纷，例如以下案例。

案例 3-2

两种催款方式，哪种效果好？

陈护士："罗大爷，我都告诉你好几次了，你已欠款 2000 多元了，今天无论如何要让你的家人把钱交了，否则我们就停止用药！"

王护士："罗大爷啊，今天是不是感觉好多了？不要心急，再配合我们治一个疗程，您就可以出院了。噢，对了，住院处通知我们说您需要再补交住院费，麻烦您通知家人过来交一下……"

同样是催款，陈、王两位护士所采用的语气、语调不相同，效果就不一样，显然王护士的话更能取得患者的理解和配合。

9. 说服技巧

出于种种主客观的原因，护患之间出现矛盾是正常的、不可避免的。如何化解矛盾，使其不致演化成纠纷或事故，则需要护士做好说服工作。说服工作一般从以下几个方面入手。

（1）从对方的利益出发。只有从对方的利益出发，为患者的身体健康着想，才能达到说服的目的。

案例 3-3

如何劝说患者进行抽血？

肿瘤患者王女士放疗时，每周都需测一次血常规，但她却常常拒绝抽血，为此刘护士对她进行了一番劝说。

"王大嫂，请抽血！"

"我太瘦了，没有血，不抽了！"

"抽血是为了检查骨髓的造血功能如何，如血象太低，就不能继续做放疗，您会很难受，治疗也将中断！"

"如果血象真的很低，怎么办？"

"医生就会用药物使它上升，仍然可以放疗。您看，别的病友都抽了！一点点血，对身体不会有什么影响的。"

在刘护士的耐心劝说下，王女士愉快地接受了抽血。

（2）让对方了解你的诚意。护患之间进行沟通交流时，护士对患者要有发自内心的关爱之情，并把你的意图向患者讲清楚，以取得他们的配合。

（3）说服时要考虑对方的自尊心。在说服过程中，一定要考虑对方的自尊心。不顾及患者自尊心的批评，容易使他们反感，引发护患矛盾。

10. 赞美技巧

心理学家马斯洛认为，荣誉和成就感是人的高层次的需求。人类本质中最殷切的需求就是渴望被肯定，使人将自身能力发挥至极限的最好方法就是赞扬和鼓励。在护理工作中，护士要学会认可和赞美患者，及时对患者的进步予以肯定和表扬，否则容易挫伤患者的积极性。

📙 案例 3-4

哪种说法效果好？

某日，护士甲、乙共同检查一位乳腺癌根治术术后病人做上肢功能锻炼的进展情况。

病人遵医嘱，将患侧的手扶在墙壁上，尽量往上移动。当移到与头平齐时，病人的额头已浸出汗珠，怎么也移不上去了，此时她带着期盼的目光看着护士，问道："护士，我做得怎么样？"

护士甲皱着眉头说："不行，离要求差远了！还要接着练，过两天我再来检查你。"

护士乙："阿姨真不简单，有很大进步！不着急，看您的汗都出来了！先休息一下再练，您很快就可以举过头了！"

在上述案例中，护士甲没有设身处地地为患者想一想，对常人来说，这是一个再简单不过的动作，可是对患者来说却要做出很大的努力、忍受极大的痛苦才能完成。护士乙及时给予患者赞扬，使她有了战胜困难的信心和勇气。两名护士说法不同，产生的效果大不一样。

护士在赞美患者时，要注意以下几点：

（1）态度要真诚。真诚的赞美是发自内心的、实事求是的，使被赞美者获得心理上的愉悦。

（2）内容要具体。通常人们都容易进行笼统的赞扬，如"你很了不起""你真幸福"等，如果这些话是紧跟在对方的某一具体行为之后，未尝不可；但许多情况下，这类空泛的、几乎对所有人都适使用的赞扬就难免使人感到是恭维和客套。每个人身上都有程度不同的赞美点，其外在的、具体的有如穿着打扮、头发、身体、皮肤、眼睛、眉毛等；内在的、抽象的有如气质、学历、经验、兴趣爱好、处事能力等；间接的、关联的有如籍贯、工作单位、职业、朋友、亲戚关系等。

赞美人的13把"小飞刀"

第一把：赞美要具体化。

第二把：从否定到肯定的评价。

第三把：别人得意时要赞美。

第四把：主动同别人打招呼。

第五把：及时指出别人的进步。

第六把：与自己做对比。

第七把：逐渐增强的评价。

第八把：似否定实肯定的赞美。

第九把：信任刺激。

第十把：给对方没有期待的评价。

第十一把：间接赞美。

第十二把：记住对方特别之处。

第十三把：投其所好。

（3）赞美对象要因人而异。赞扬时需考虑患者的性别、年龄、职业、人生价值观，因人而异，突出个性。有特点的赞美比一般化的赞美能收到更好的效果。

（4）间接赞美法。大多数人喜欢对人面对面的赞美。其实避开当事人在第三者面前来赞美他，往往能收到比直接赞美更好的效果。这种间接的赞美法，一是避免了讨好人之嫌，二是使被赞美者感受到赞美者的真诚。

11. 特殊情况下的沟通技巧

一个人患病后，总会出现各种不正常的情况，此时与他们沟通尤须讲究技巧。

（1）护理对象发怒时的沟通技巧。在护理工作中，常会遇到一些情况不稳定甚至动不动就发怒的患者。多数情况下患者不会无端地指责医护人员，而是因为自己患了某种严重的疾病，身心遭受极大的痛苦，以愤怒来发泄自己的害怕、悲哀、焦虑的情绪，甚至还会出现一些过激行为，如拒绝治疗护理，或不断地提出各种无理要求。这时，护士切勿失去耐心，或被患者的过激言行激怒。事实上，病人的这种情绪是一种健康的适应性反应，护士应予足够的理解和宽容。不仅不应指责，相反还应当提供发泄的机会，并进一步了解他们的感受及愤怒的原因，尽可能使患者的身心恢复平衡。

（2）护理对象哭泣时的沟通技巧。哭泣是患者悲伤的表现，也是一种对健康有益的适应性反应。护士应先了解患者哭泣的原因，帮助恰当运用倾听、移情、沉默等技巧表达对患者的关心和支持，然后他们调整悲哀情绪，及至恢复平静。

（3）护理对象抑郁时的沟通技巧。抑郁也是患者的一种本能反应，患者患病后认为自己对家庭、社会丧失了价值，从而悲观失望，表现为漫不经心，注意力不集中，反应慢，甚至萌生自杀的念头。面对此类患者，护士应尽量体贴、关怀，使患者感受到护士对他的关心及重视。对患者的需求及时做出回应，并尽量予以满足。

（4）护理对象感觉缺失。感觉缺失的患者往往有自卑感，不愿与医护人员配合。此时，护士应着重帮助患者重新树立生活的信心，积极配合治疗。如对聋哑患者，可用纸笔或哑语与之交谈；对视力不佳的患者，可运用触摸等方式，让患者感觉护士就在他身边，时刻关心着他。

（5）护理对象对服务不满意时的沟通技巧。对患者善意的批评，护士应虚心接受，切忌做无谓的辩解；若批评内容与事实不符时，也应视情况妥善处理，如采用阐明、澄清、移情等方法争取患者的理解；若护理对象过于挑剔而无理取闹，可采用因势利导和幽默的方式予以化解。

案例 3-5

患者对医疗费用不满，如何与之沟通？

张护士今天值主班，当她把费用日清单发下去不久，就听到患者王大爷的骂声："这简直是一家黑心医院，只知道收钱，谁都生不起病。"张护士随即赶到王大爷的病房，微笑着说："王大爷，有什么问题啊？如果有多收费的地方，请您指出来，我随时可以更正，每日发清单的目的就是方便您核对和监督。"王大爷余怒未息，说道："我今天明明只做了一次超声雾化，为什么又收盐水费和4支药费。明明是乱收费嘛！"张护士仍和颜悦色地说："是的，您今天是只做了一次雾化，但这4支药是加在雾化剂里的，所以肯定要收费，我们也不可能只用盐水来给您治疗，您说是吗？"患者不好意思地说："哦，原来是这样，不好意思，误会你们了。"张护士微笑着说："没关系，欢迎随时监督。只不过，以后有什么疑问随时提出来就可以了，千万别太大声，以免影响其他病友的休息。"患者红着脸说："好的。"

（二）护理操作中的语言沟通

临床护理中，护士进行技术操作时，应准确无误地向患者解释清楚。这不仅是因为患者有知情权，也是护士义不容辞的责任。护士通过讲解使患者能够理解和配合，这是保证沟通成功的重要环节。

护理操作中的语言沟通大致包括操作前解释、操作中指导和操作后嘱咐三个部分。

1. 操作前解释

操作前解释包括：

（1）本次操作目的；

（2）患者的准备工作；

（3）操作的方法以及在操作过程中，患者会有什么感觉；

（4）作出承诺，使患者愿意接受并积极地配合。

🗐 案例 3-6

鼻饲前的操作解释

患者王某，女，42岁，教师。口腔手术后无法进食。医嘱：鼻饲流质饮食。

护士在为她做鼻饲操作前做了如下解释：

"王女士，您好！您口腔刚做过手术，进食有困难，需要放一根管子到胃里来解决进食问题，以保证您的营养。插管时您如能配合得好，会很顺利。我会仔细地、轻柔地、尽可能减轻您的不适。开始时，可能有些恶心，但别害怕，只要做深呼吸，并做吞咽动作，过一会儿就好了。"

2. 操作中指导

操作中指导包括：

（1）交代患者配合的具体方法；

（2）用安慰性语言分散患者的注意力，减轻其痛苦；

（3）使用鼓励性语言增强患者的信心。

🗐 案例 3-7

鼻饲中的操作指导

患者情况同案例 3-6

操作中指导：

"王老师，请您仰卧。我先给您铺上治疗巾，帮您清洁一下鼻孔。"

"现在为您测量一下需要插入的长度。"

"我开始插管了，请您放松。请把头后仰，现在感到管子到达咽喉部了吧，做吞咽动作，这样会促使管子较顺利地进入胃里。"

"现在是不是感到有些恶心？我先暂停一下，请做深呼吸，做吞咽动作，再坚持一下，很快就好了。"

"好，插好了，是不是感觉好点了？我来检查一下管子插到胃里没有？胃液已经抽出来了，成功了。您配合得很好。"

"现在把胃管固定一下。这样固定没有不舒服吧？"

"现在给您慢慢灌入一些流质。流质在胃内比较容易消化，您感觉怎么样？流质的温度可以吗？"

3. 操作后嘱咐

操作后嘱咐包括：

（1）询问患者感觉，是否达到预期目标；

（2）必要的注意事项；

（3）对患者的配合表示感谢，询问患者有无其他需要。

案例 3-8

鼻饲结束后的嘱咐

患者情况同案例 3-7

操作后嘱咐：

"流质食物已经灌完了。我把末端已经包裹好了，所留的长度够您在床上翻身。如果您的家人要给您灌注点果汁之类的流质，一定要把量记下来。您刚才配合得很好，谢谢您！如果您有什么需要，请按呼叫器。"

（三）电话沟通

随着时代的发展和科技的进步，言语沟通途径变得多样，这里介绍电话沟通。

电话沟通已成为医护人员工作、生活中的一种十分普遍和重要的交流方式，特别是随着护理模式的不断改变，电话回访越来越被患者接受和欢迎。

1. 打电话时的注意事项

（1）真诚友善。微笑着说话，让对方从音量、音色、音润感受到你的真诚友善。

（2）事先准备。通话之前要写好通话提纲，依照要点，从容不迫，娓娓道来，既节约了时间，又让对方感到你训练有素。

（3）问候开始。待对方拿起电话后，你首先要恭敬地道上一声"您好"，然后自报家门，让对方确切地知道你的身份。

（4）说明目的。为提高电话效率，电话一旦拨通，应主动说明通话的目的。语言要明确、具体、简练。

（5）作好记录。无论打电话还是接听电话，应事先最好准备好纸和笔，对通话要点作简短的记录。

（6）选准时间。打电话时要尽量避开对方休息和吃饭的时间；若打国际长途，应算好时差；若打公务电话，则应公事公办，尽量在上班时间内通话。

2. 接听电话时的要领

（1）接听及时。在铃声响过两三次后再接最为适宜，一次即接，有点操之过急；响过三次仍不接，则有怠慢之嫌。如确因特殊情况未及时接听，应主动道歉。

（2）应对谦和。拿起话筒，听到发话人的问候和自报家门后，自己也应仿照对方的讲话模式，向发话人致以问候并自报家门；当发现对方拨错了号码，可礼貌地说一声"对不起，您拨错了！"而后挂断电话。接话者要耐心倾听对方的讲话，不管对方的身份如何，也不管对方是否有求于己，都应谦恭友好，不卑不亢。

（3）适时回应。如对方讲话时间较长，应适时回应，让对方知道你在认真接听。

（4）中断处理。当正在会晤重要客人或正在开会期间有人打来电话，则应向对方说明原因，表示歉意，并另约时间通话；当正在接听电话，又有另一电话打进时，可先向正在通话的对方说明原因，要其勿挂电话，稍等片刻，然后去接另一电话，同时，也向后者说明原因，请求另外约定时间通话。

（5）替人传达。接电话后，发现对方要找的是别人，应礼貌相待。当受话人离此不远，应告之"请稍等"，立即通知受话人尽快接听；当受话人不在，应告之何时再打为宜，或礼貌地询问"可否转告"。

（6）谁先挂电话。一般是尊者先挂电话，客户先挂电话；双方平级时，打电话者先挂断。

三、护理书面语言沟通的艺术

护理书面语言是护理人员在护理过程中所书写的文献形式，它应用于护理工作的各个环节，包括病案报告、各种护理病历及护理记录等，是护理工作不可缺少的重要沟通方式。

（一）护理书面语言沟通的常见类型

护理书面语言沟通的常见类型有体温单、医嘱单、交班报告、特别护理记录单、一般护理记录等。

1. 体温单

体温单要记录患者入院时间、手术时间、体重，最主要的是按时记录患者的体温、脉搏、呼吸、血压等生命体征，为医生诊断和治疗提供依据。

2. 医嘱单

医嘱单是医生诊断、治疗方案的记录，也是护士执行治疗措施的依据。医嘱内容应准确清楚，每项只含一个内容，并注明起始和停止时间。同时，医嘱单也是处理医疗纠纷的重要依据。

3. 交班报告

交班报告是值班护士的工作记录和交班的文字依据，主要记录患者的出入院情况、重症患者的病情变化、所采取的治疗护理措施等。

> 沟通，让我们的工作简单高效；
> 沟通，让我们的生活绚烂多姿；
> 沟通，让我们的人生丰富精彩！

4. 特别护理记录单

特别护理记录单是护士对危重、手术及特殊治疗的患者在住院期间病情动态及护理过程的客观记录，应根据相应科室的护理特点书写。特别护理记录单的内容包括患者的一般项目、病情动态变化、护理的措施、护理后的效果、配合的态度以及护士的签名等。记录时间应具体到分钟。

5. 一般护理记录

一般护理记录是护士对一般患者住院期间护理过程的客观记录，它的项目及内容与特别护理记录大致相同。如遇病情变化或突发事件应随时记录。

护理书面语言沟通还常用于健康宣教、黑板报和宣传栏，以及医院、科室的护理规章制度等。

(二) 护理书面语言的特点

护理书面语言包含大量的医学术语、缩略语，要求护士在书写时语义确切、表意专一、句型简练、陈述简洁、语言平实、客观真实。

(三) 护理文件书写常见的缺陷

1. 医学术语不规范

个别护士在进行书面语言沟通时，不能准确使用医学术语，如在护理记录中常出现"咳嗽厉害""吃不下饭""心里难受"等模糊不清的说法；又如，把"体温不升"写成"测不出体温"，把"踝关节扭伤"写成"崴了脚"，把"液体渗入皮下组织"写成"注射部位鼓包"等。

2. 生造简化字和代用字

在护理文件书写中用字不规范，出现错别字和异体字，如把"青霉素"写成"青梅素"，把"阑尾炎"写成"兰尾炎"，把"年龄"写成"年令"等。

3. 随意简化，滥用符号

书写护理文件时，乱用简称和符号的现象时有发生，如把"甲状腺功能减退"写成"甲减"，把"白细胞"写成"白C"，把"肺静脉"写成"肺V"，把"吸氧"写成"吸O_2"等。

4. 表述不确切，不具体

在护理记录中常见如下内容模糊的文字：如"手术尚顺利""出血量多""腹泻5次，精神欠佳"。这里的问题是，手术中有何不顺，出血量到底是多少均不得而知；而腹泻的量，粪便的颜色、性状，精神状况差到什么程度均未具体描述。这样的记录没有参考价值。

5. 缺乏连贯性

对同一位患者，各班次记录会出现内容前后不衔接、不连贯，甚至前后矛盾、不能准确反映患者病情演变的情况。如对一位肺癌手术后的患者，白班护士的记录是"神志清楚，呼吸平稳，胸腔引流管通畅"，而夜班护士的记录却是"患者血压下降，呼吸急促，神志不清"。患者究竟何时出现的病情变化，又采取了哪些抢救措施，这些在护理文件中没有记录。类似这种的护理记录是没有价值的。

6. 页面不整洁

护理文件要求书写规范，字迹工整。在临床护理工作中有的护士字迹潦草，任意涂改，这些都是不允许的。

（四）护理书面语言沟通的要求

护理书面语言要有强烈的责任感和敏锐的观察力，要严肃认真，一丝不苟，记录要重点突出、详略得当、前后连贯，要注意记录病人的身心整体状态，要重视书写规范化和医学术语的使用。

 课后练习

活动 1　倾听训练

1. 规则与程序

（1）将学员平均分成若干组。

（2）每组学员纵向排列。

（3）将事先编拟好的几段话（每段话的含义不同，但句式、字数相近且均在 20～30 字内）分别小声告知每列的第一个学员，要求他们用说悄悄话的方式依次向后面传。

（4）喊"预备—开始"后计时，看哪组传得快，误差最小。

2. 讨论：传话的过程中为什么会产生误差？误差从何而来？

活动 2　赞美训练

1. 规则与程序

分组方法同前。每组推选一名各方面比较优秀的学员为被赞美者，其余学员依次对该学员的外貌、气质、修养、学习成绩、工作能力和待人接物的态度等方面的优秀表现进行赞美。

2. 讨论

（1）被赞美者谈谈被赞美的感受。

（2）赞美别人时，你是怎么想的？

活动 3　情景扮演

阅读下列案例，以小组为单位讨论并设计交谈策略，劝慰赵女士。

🔴 **案例 3-9**

如何劝慰赵女士？

患者赵女士，36 岁，会计，因突发车祸而失去一只脚，现伤口已愈合，即将出院回家疗养。丈夫是营销员，经常出差；女儿才 10 岁，读小学三年级；公公、婆婆都已 70 多岁，公公因脑溢血后遗症常年卧床，婆婆身体也不好。平时家中这些成员都要靠赵女士照顾。赵女士性格开朗，住院治疗期间情绪尚稳定。现在同室病友反映，赵女士正在伤心地哭泣。护士小王听了以后略微使自己平静一下便去看望赵女士。

护士："赵阿姨，为什么突然这么伤心？能告诉我吗？我会尽力帮助您的。"

赵女士："（边哭边说）我怎么能不伤心呢？我女儿好可怜！丈夫今天早上告诉我婆婆哮喘又犯了，昨天陪她看病挂盐水；躺在床上的公公只好留给 10 岁的女儿照顾。晚上没人烧饭，她只啃了两个面包，做完功课就上床睡觉了，真可怜。我现在又是这个样子，以后的日子怎么过噢……"

活动 4　书面语言表达的"诊断"

1. 下列字词或术语中有哪些错别字？

感昌　兰尾炎　予防　烦燥　斑痕　球旦白　神经未稍　皮肤瘙痒
海棉体　年令　两三天正月初 6　星期 3

2. 下列表述中有哪些欠妥或错误之处？

（1）患者的血压偏低，但精神清楚。

（2）评估患者咽部不适及口腔黏膜的状况。

（3）患者伤口愈合好，嘱 30 日回院检查。

（4）对老年人及慢性病患者尤其要注意预防感冒。

3. 下述护理记录中有何缺陷？如何改正？

病人精神好，未诉口干及咽部不适，胃肠减压畅……未排气，无腹痛、腹胀，未闻及肠鸣音，已拔出尿管，小便未解，查口腔黏膜完好，双肺呼吸音清，已能在床上主动活动，皮肤完好无破损。

活动 5　倾听习惯自测

请根据你最近的真实表现，回答以下问题，只需回答"是"或"否"。

1. 我常常试图与几个人交谈。

2. 我喜欢别人只给我提供事实，让我自己作出解释。

3. 我有时假装自己在认真听别人说话。

4. 我认为自己是非言语沟通方面的好手。

5. 我常常在别人说话之前就知道他要说什么。

6. 我对别人的话不感兴趣时，常用注意力不集中的方式结束谈话。

7. 我常常用点头、皱眉等方式，让对方了解我对他所说内容的感受。

8. 别人刚说完，我常常就紧接着谈自己的看法。

9. 我常在别人说话的同时，评价他讲话的内容。

10. 别人说话的同时，我也常常在思考接下来我要说的内容。

11. 对方谈话的风格常常影响我能否认真倾听。

12. 为了弄清对方所说的内容，我常常采取提问法，而不是猜测。

13. 为了了解对方的观点，我总会很下功夫。

14. 我总希望听到自己感兴趣的内容，而不是别人表达的内容。

15. 当我和别人意见不一致时，大多数人都认为我理解了他们的观点和想法。

根据倾听理论判断，上述 15 个问题的正确答案如下表所示：

题号	1	2	3	4	5
答案	否	否	否	是	否
题号	6	7	8	9	10
答案	否	否	否	否	否
题号	11	12	13	14	15
答案	否	是	是	否	是

将你的答案依次与上表对照，凡相同者，视为正确；不同者，视为错误。把错误答案的个数加起来，乘以 7，再用 105 减去它，所得的差就是你的最后得分。

（1）若得分在 91～105 分，那么你有着良好的倾听习惯。

（2）若得分在 77～90 分，表明你的倾听能力一般，还要继续提高。

（3）若得分低于 76 分，那么你的倾听能力很差，还要多下功夫。

附：护理语言表达规范

护理语言总的要求是严谨稳妥，遵循保守秘密的道德性规范和大方自然的交往性规范，体现指导、安慰、鼓励的职业性规范，护患沟通要因事、因地、因情、因人采取不同的表达策略。以下 12 种特定环节语言的表达策略和要求，供临床护理学生参考。

12 种特定环节的语言表达策略

	特定环节	语言表达策略	语言要求
体现亲切温馨	入院接待时	安慰性语言	态度真诚、热情达意
	日常交往时	礼貌性语言	表情自然、有礼有节
	交流沟通前	问候性语言	关爱贴切、掌握分寸
传递真诚体贴	情绪激动时	劝导性语言	同感理解、合情合理
	患者出院时	祝福性语言	选准时机、掌握艺术
	病情反复时	鼓励性语言	传递爱心、分寸适宜
体现坦诚可信	治疗检查后	致谢性语言	掌握技艺、灵活应变
	护理查房时	保护性语言	注意方式、严谨稳妥
	病情好转时	激励性语言	针对个性、善于肯定
	治疗检查时	解释性语言	语意准确、言简意赅
	操作失误时	致歉性语言	及时、坦率、诚挚
	健康宣教时	指导性语言	通俗易懂、利于操作

第二节　护士的演讲

一、演讲的内容和目的

护士演讲的内容通常包括告知情况、说明事物、说服他人三种情况，其最主要目的是对患者进行健康教育。

（一）告知情况

向患者传递事件的信息要清晰、准确和有趣味性。介绍医院情况时，不一定要面面俱到，而只需把那些与患者的生活、治疗关系较大的事项一一交代清楚即可。

（二）说明事物

每位患者总希望了解更多自己所患疾病的相关知识。为扩大健康教育的效果，医护人员可针对某类疾病举办专门讲座。如对糖尿病患者的讲座，除系统介绍该病的病因、预防、治疗及并发症外，还可向他们传授如何测血糖、如何注射胰岛素等技能。

（三）说服他人

针对患者在医疗保健方面的某些知识误区和不良习惯，可通过专门的讲座进行宣传教育，强调良好的生活习惯、科学的饮食搭配、适当的体育锻炼、乐观的心理状态，从而说服他们端正认识，改变某些不良的生活方式。

二、熟悉宣讲对象

每次宣讲前，首先要熟悉宣讲的对象，如他们是哪些人，患何种病，最想听什么，这方面知识了解多少，他们的社会、心理特征和学习能力如何等都要一一了解清楚。而后针对不同的对象，确定演讲的内容与方式。

三、精心做好演讲的各项工作

（一）认真列好提纲

首先根据不同的对象确定演讲的内容；然后运用列提纲或图表的方式，把演讲主题、内容、层次结构和关键词语等简洁明了地列举出来，对有经验且对演讲内容十分熟悉的演讲者，可据此提纲依次讲来；而对于初次演讲者来说，最好还需写成讲稿，并通过反复试讲，强化记忆。

（二）广泛收集资料

围绕演讲的主题，广泛收集资料，并对众多资料进行分析对比，筛选出那些最生动、最新颖的内容充实演讲稿。

（三）精心组织语言

与书面语言有所不同，演讲的语言特别注重表达的口语化，语音、语调要清晰优美，富于变化，让观众有美的享受。语速要适中，不宜过快或过慢。过快，听众听不清楚，同时让听众误认为你是怯场；过慢，又显得拿腔拖调，容易引起听众厌烦。

（四）精心设计开头和结尾

演讲的开头和结尾都很重要，精彩的开场白，能迅速唤起听众的兴趣；精彩的结尾，又让听众意犹未尽，回味无穷。

（五）擅用辅助性道具

演讲过程中，要善于运用各种辅助性教学手段，如实物、模型、图片、图表及其他音响设施等，特别是使用"PPT"制作的演示文档，它能传达大量的文字、声音、图像等静态或动态的信息，能增强演讲效果。

四、怎样调适演讲时的紧张心理

（一）明白造成恐惧心理的事实

实际上并非只你一人害怕当众演讲，许多著名的演说家也没有完全消除登台的恐惧。心理学的研究成果告诉我们，适度的恐惧与紧张可以提升人的反应能力，加快思维的运作。因此，在演讲时首先要视"紧张"为演讲过程的一部分，告知自己在这种状况下，紧张是正常的，而不紧张才是不对的。

（二）调节紧张的有效方法

1. 深呼吸

深呼吸的目的是供给演讲者充分的氧气，帮助演讲者更好地控制的声音。

2. 肌力均衡运动

有意识地让身体某一部分肌肉有规律地紧张和放松，如可以先握紧拳头，然后松开。作肌力均衡运动的目的在于让某部分肌肉紧张一段时间，然后放松那部分肌肉，能很好地放松整个身心。

3. 转移注意力

运用一些简单的方法转移注意力，可以消除紧张的情绪。如听听众意见，这样便可以暂时转移注意力，更好地放松身体和思想。采用积极暗示法对自己鼓励："我已经准备充分，只要我不紧张，就能获得演说的成功。"

> 演讲自信五步法
> Foot——迅速阔步，比平时快15%
> Body——昂首挺胸，伸直腰
> Face——表情放松而和谐
> Eye——寻找一两个亲切的面孔
> Mouth——对着后排的听众大声开口

（三）细致周到的准备

1. 心理准备

充分的自信，有预备成功的心理。

2. 内容准备

将演讲资料进行口语化加工，安排好素材的层次结构和逻辑关系，然后要熟记演说提纲，不要逐字去记忆演讲内容，可在朋友面前试讲，试讲的过程中要安排好语音、语速、语调，节奏要合适，层次要清楚。

3. 场所准备

要尽量早点到演说会场，使自己完全适应环境情况，包括对演说空间的熟悉。对视听设备进行测试，演说者要使用的显示屏、幻灯、投影仪、多媒体等设备应事先试用，以保证在演说过程中能顺利使用。还要检查外界环境是否有噪声干扰等。

● 案例 3-10

风靡全国的洪昭光教授的健康演讲摘录

洪昭光教授把日常生活饮食起居中如何保持健康长寿的方法，通过高度概括、生动幽默的语言娓娓道来，变成了易懂易记的"健康箴言"，既通俗浅显，又精辟入里。

心八珍汤。

慈爱心一片，好肚肠两寸，正气三分，宽容四钱，孝顺常想，老实适量，奉献不拘，回报不求。把这八味药放进"宽心锅"里文火慢炒，不焦不躁；再放到"公平钵"里精磨细研，越细越好。三思为末，淡泊为引，做成菩提子大小，和气汤送下。

一二三四健康法。

一个中心：以健康为中心；两个基本点：糊涂一点，潇洒一点；三大作风：助人为乐，知足常乐，自得其乐；四大基石：合理膳食，适量运动，戒烟限酒，心理平衡；四个最好：最好的医生是自己，最好的药物是时间，最好的心情是宁静，最好的运动是步行。

课后练习

活动 1 心态练习

1. 活动规则和程序

连续念 3 遍，要求念出声，声音逐步加大：

"我一定要最大胆地发言！我一定要最大声地说话！我一定要最流畅地演讲！我一定能成功演讲！"

2. 讨论与总结

这种自我暗示法对你起到了什么作用？

活动 2 "精彩人生，健康相伴"项目 3 做一次告知性的演讲准备

中央电视台 2012 年 10 月开展了一项媒体公益行动"我的父亲母亲"，该活动关注的是老年痴呆人群。随着我国老龄化社会的到来，这个问题越来越受到重视。假如作为医护工作人员的你，接到社区邀请，做一场"关爱老人，预防阿兹海默症（老年痴呆症）"的演讲，你将如何进行演讲准备？

提示：

1. 明确演讲目的。

2. 收集阿兹海默症的有关资料。

3. 分析听众人群的心理需求和特点。

4. 拟写演讲提纲，准备演讲的辅助工具。

5. 做好演讲心理准备。

活动 3　为慈善活动捐款的演讲拟写一份提纲。

提示：

1. 确定演讲目标：通过你的演说，鼓动大家为慈善活动贡献爱心。

2. 确定符合听众的开场白：确定你演讲的听众是什么人群（学生/企业员工/社会人士等）；说明活动的主题。

3. 确定演讲材料及内容安排的顺序：为什么开展这次活动，具体帮助谁，怎样帮助他们等。

4. 确定结尾部分：呼吁大家参与，贡献爱心。

活动 4　评估一下你的演讲素质如何？

根据本节内容，回答以下问题，检查一下自己，看看是否掌握了其中的要点。

1. 为演讲做准备的步骤有哪些？

2. 在每次演讲前是否明确自己的演讲目标？

3. 在演讲前是否做了充分的资料收集准备，并且知道到哪里去收集？

4. 分析演讲的听众要从哪几方面着手？

5. 演讲提纲的写作方法是什么？

6. 你克服紧张心理的办法有哪些？

第四章　护患间的非语言沟通

+·+·+·+·+·+·+·+·+·+·+·+·+·+·+·+·+·+· 导　语 ·+·+·+·+·+·+·+·+·+·+·+·+·+·+·+·+·+·+·

　　人与人之间仅限于语言沟通是远远不够的。非语言沟通是人类社会沟通的另一种重要手段。权威人士的研究结果表明，在面对面人际交往所传递的信息量中，语言只占7％，语调占38％，表情占55％。非语言沟通具有较强的表现力和吸引力，它可跨越语言不通的障碍，准确地反映出沟通双方的真正思想感情。作为护理人员，面对各种患者，掌握非语言沟通的技巧尤为重要，它可以加强护患之间的有效沟通，改善护理工作中的人际关系，为病人提供优质的服务。

第一节　非语言沟通概述

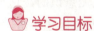 学习目标

1. 了解非语言沟通的含义。
2. 熟悉非语言沟通的作用。
3. 掌握非语言沟通的特点。

　　非语言沟通是人类真实情感的流露，人们的喜怒哀乐都可通过非语言的沟通表达出来。在护理工作中，学习和掌握非语言沟通知识，有助于把握非语言沟通的行为方式，有助于更好地观察和理解患者的非语言行为反应，从而加强护患之间的有效沟通，改善护理工作中的人际关系，树立护理工作者的良好形象。

> 　　信息交流的效果＝7％的语言＋38％的语调语速＋55％的表情和动作。
>
> 　　　　　　　——艾伯特（美）

一、非语言沟通的含义

非语言沟通（non-verbal communication）是指借助非语言符号所进行的信息传递和情感交流。它是伴随着语言沟通而存在的一些非语言行为，是语言沟通的重要补充和自然流露。这些非语言行为又称为体态语言、动作语言、无声语言和身体语言。

非语言沟通包括面部表情、音量和音调的变化、目光的接触、身体的姿势、着装以及空间、时间和物体的使用等。非语言沟通的主要特点是真实性、持续性、广泛性和情景性。

在医疗护理工作中，非语言沟通有时是获得信息的唯一渠道，故显得更为重要。护士在掌握非语言沟通知识的基础上，要学会察言观色，透过患者的非语言表达，理解其真实含义。

护理人员应重视自己的非语言行为对患者的影响，如护士的表情、仪容和行为举止等比有声语言更具影响力。同样，护士也要留心护理对象的非语言行为，这样不仅可以了解患者的病情和心理状态，也可以准确把握对方此时是在向你暗示什么，从而掌握患者的真实情况，有助于做出恰当的反应。尤其面对使用呼吸机的患者、失语患者、新生儿和婴儿等有沟通障碍的护理对象，非语言沟通是获得信息的唯一方法。护士更要加强观察这些患者的非语言行为，应用非语言沟通技能去评估患者和完成一系列的护理工作。

二、非语言沟通的特点

（一）真实性

很多行为学家认为，非语言行为比语言行为更真实。非语言行为往往是无意识的，它不像语言沟通中词语的选择可以进行有意识的控制。弗洛伊德认为：没有人能保守秘密，即使他的嘴保持沉默，他的手指却在喋喋不休地"说"着，它浑身的每一个毛孔都渗出对他的背叛。因此，在正常情况下，人们的交谈总是伴随着一些下意识的、不自主的表情动作的变化，它是人的真实情感的流露。

（二）持续性

非语言行为可以使人保持不间断地沟通。科学研究表明，人们每天运用语言沟通的时间是很少的。在日常生活中，语言的沟通是间断的，而非语言的沟通是一个不停息、不间断的过程。可以说，沟通双方一开始，人们的穿着打扮、行为举止就显示出沟通者的有关信息，沟通双方的距离、位置、身体动作、姿态表情和伴随语言始终在传递着各种信息。在案例 4-1 中，患者看过四名实习医生后的表现，生动地说明了这一点。

📙 案例 4-1

此时无声胜有声

某医学院主任带着 4 名学生到附属医院上临床实习课程。他们身穿白大褂，一起来到一间病房的门口。

主任说："等一下进去，大家看一看这个患者的症状，并且仔细想想看他得的是什么病。知道的就点头，不知道的就摇头；不要多说废话，免得惊吓病人，知道了吗？"

实习学生纷纷点头，生怕给主任留下不良的印象而影响实习成绩。

病房中的病人，患有轻微的肺积水，安静地躺在床上，突然看到一群穿着白褂的"医生"走了进来，心里有些紧张。

实习医生甲进病房后，看了病人一会儿，摇着笔杆想了想……无奈地摇了摇头。实习生乙进病房后，把病人看来看去，用乞求的眼光看着主任，想着自己要面临重修的悲惨命运，眼角含着泪水，也无可奈何地摇了摇头。轮到实习生丙，看了看病人，只是叹了一口气，一副垂头丧气的样子，摇摇头就走了出去。当实习医生丁开始看病人时，只见病人冲下床来，满脸泪水地跪着磕头说："医生啊，请你救救我吧……我还不想死呀……呜……呜……呜"

（三）情境性

与语言沟通一样，非语言沟通也展开于特定的情境中，情境左右着非语言符号的含义。相同的非语言符号，在不同的情境中，会有不同的意义。同样是拍桌子，可能是"拍案而起"，表示怒不可遏；也可能是"拍案叫绝"，表示赞赏至极。又如同样是流眼泪，在不同的沟通情境下可以表达悲痛与幸福、生气与高兴、委屈与满足、愤恨与感激等完全对立的情感。

（四）共同性

无论来自哪个民族、哪个国家，无论年龄大小和性别差异，人们大都使用相同的体态语言符号来表达某一种相似的情感。借助这些体态语言符号，人们可以实现有效的沟通。如人在表达痛苦悲伤的感情时，几乎都用哭的形式；表示高兴喜悦的感情时，几乎都用笑的形式。捶胸顿足意味着痛苦，垂头丧气意味着沮丧，眉飞色舞意味着兴奋，含情脉脉意味着爱慕。所以，非语言行为是处于不同文化背景、生活环境的人们通用的交际手段。

（五）多渠道性

非语言沟通的交流信息可以通过多种渠道进行，包括通过时间、身体、声音和环境进行传递和接受。

三、非语言沟通的作用

（一）表达情感

非语言信息是人们真情实感的流露，人的喜怒哀乐都可以通过表情、体态等形象地显示出来。在护理工作中，由于疾病的影响或在特殊环境下，护理人员与患者及家属常常通过非语言形式表达他们的内心状况。如护理人员握住分娩产妇的手表示安慰；子女在生命垂危的长辈病床前，紧皱眉头，满眼泪水，不自主地搓着双手传递了他们内心的焦虑和不安。

案例4-2

徐笑玲30多年挽回了150多条生命

情感淡漠，蓬头垢面，污秽满身，臭气逼人……徐笑玲在嘉定区精神卫生中心做精神科护士30多年，见到的新入院病人大都如此模样，而笑眯眯的她总会在第一时间，主动向病人们伸出热情的双手。

作为精神科护士长，徐笑玲有特别强烈的责任感。一次深夜巡视，她发现一个侧身而卧的病人被子下有响声。掀开被子，只见那个病人正将被套撕成一条一条并结成一条绳子！幸亏发现及时，她又一次挽回了一条生命。

30多年里，徐笑玲先后正是从各种非语言信息中，及时掌握患者动态，制止"逃跑"病人200多人次，解救企图自杀的病人150多名。

（二）验证消息

由于医院是一个特殊的环境，医护人员穿梭的情景和其他病人痛苦的表情常使患者及其家属产生恐惧和不安。他们特别留意周围的信息，对护理人员的非语言行为非常敏感。患者及家属时刻都在仔细观察护理人员的非言语表现，揣摩护士表达的信息。如在手术室门外焦急等待的家属，会通过护理人员从手术室走出时的眼神、表情、步伐等来获取与患者手术相关的信息。

（三）调节互动

非语言沟通具有调节沟通各方信息传递互动的作用。护理人员在与患者及其家属之间的沟通中，存在大量的非语言暗示，如点头、皱眉、降低声音、改变体位、靠近或远离对方等，所有这些都传递着一些不必开口或不便明说的信息，调节着沟通双方的互动行为。

> 常见患者体态语言表达方式
> 口渴拇指伸成圆，身痒五指可抓挠；
> 伤口疼痛举起拳，恶心呕吐摇摇拳；
> 拇指朝下解大便，竖起食指解小便；
> 有事用手拍床边，有痰食指指向喉；
> 摇手表达不舒服，满意舒服拇指伸。

（四）显示关系

人际沟通的信息包括内容含义（说什么）和关系含义（怎么说）两个层面。内容含义的显示多用语言，关系含义的显示则较多地依靠非语言信号。例如，护理人员和蔼体贴的表情向患者传递了友好的关系，而一副生气的面孔和生硬的语调向患者传递了冷漠和疏远的关系。

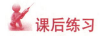 **课后练习**

活动 1　猜成语

指定一名同学用身体动作演示下面一个成语，让其他同学猜一猜他演示的是哪个成语。

自言自语	摇头晃脑	怒发冲冠	目瞪口呆	破涕为笑
捧腹大笑	拍案叫绝	唉声叹气	气喘吁吁	指手画脚
打躬作揖	垂头丧气	面面相觑	点头哈腰	苦思冥想

活动 2　评估一下你的非语言沟通能力。

你在多大程度上意识到非语言沟通？对照下面各题做出定性评估。显著者记 7 分，优秀者记 6 分，很好记 5 分，较好者记 4 分，一般者记 3 分，不好者记 2 分，很低者记 1 分，完全没有能力者记 0 分。

1. 在与他人沟通时，我直视对方的眼睛。	7	6	5	4	3	2	1	0
2. 与他人沟通时，我常做出手势。	7	6	5	4	3	2	1	0
3. 转过身正对着跟我说话的人。	7	6	5	4	3	2	1	0
4. 跟他人说话时，我尽量用愉快和合适的声调。	7	6	5	4	3	2	1	0
5. 跟他人说话时，我用合适的音量。	7	6	5	4	3	2	1	0
6. 听他人说话时，我能注意对方传递的非语言信号并做出回应。	7	6	5	4	3	2	1	0
7. 听他人说话时，关注对方的音调、表情、姿势、手势和形体修饰。	7	6	5	4	3	2	1	0
8. 听他人说话时，我能保持安静，认真聆听，不轻易打断对方。	7	6	5	4	3	2	1	0
9. 交谈中，能对对方的幽默报以微笑，并在适当的时候点头。	7	6	5	4	3	2	1	0
10. 听他人说话时，能用非语言动作暗示我对他的支持和关注。	7	6	5	4	3	2	1	0
11. 与人沟通时，能用非语言动作表示我作为有效沟通者的舒适、镇定和信心。	7	6	5	4	3	2	1	0

结论分析：

将以上 11 题得分相加得出总分，如果总分在 50 分以上，说明你的非语言沟通能力较强；如果总分在 30～50 分之间，说明你的非语言沟通能力尚可；如果总分在 30 分以下，那么你应该在这方面好好努力了。

第二节　非语言沟通技巧

 学习目标

1. 掌握非语言沟通的类型。
2. 灵活运用非语言沟通技巧。

非语言沟通对人们的日常行为、动作姿势、时空观念、穿着打扮等方面都有具体明确的要求，经过长期使用，约定俗成，已成为人们普遍遵守的行为准则。在护理工作中，护理人员要掌握非语言技巧，正确并善于运用非语言沟通技巧提升整体护理效果，提高患者的满意度。

SOFTEN行为反应模式

美国著名沟通技巧培训师唐·加博尔提出创造心理共鸣的模式，体现在以下6方面：

Smile（微笑）

Open（开放）

Forward（前倾）

Touch（接触）

Eye（眼神）

Nod（点头）

以上6个方面首写字母组成的SOFTEN本身就是使事物变得柔软、和蔼的意思。

非语言的沟通可以有多种表现形式。常见的非语言沟通包括动态语、静态语和副语言等。动态语又包括表情语、体态语、手势语和体触语等；静态语又包括界域语、服饰语等；副语言又包括音调、音量、语速、语调、节奏、停顿、重音等。

一、动态语的类型及沟通技巧

（一）表情语的类型及沟通技巧

1. 面部表情

面部表情是最富有表现力的非言语表现形式，是极具特征的非语言沟通，尤以目光和微笑两种表情语的表现力最为丰富。

图 4-1 中的几张脸谱，可以帮助我们判断不同表情所表达的含义。

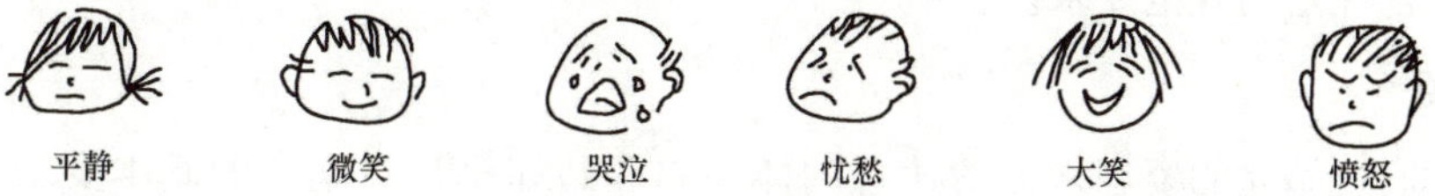

平静　　微笑　　哭泣　　忧愁　　大笑　　愤怒

图 4-1　面部表情

> 面部表情是多少世纪培养成功的语言，比嘴里讲得更复杂到千百倍。
> ——法·罗曼·罗兰

2. 目光

眼睛是心灵的窗户，目光最能帮助人们沟通感情。护理人员与病人的目光接触，可以产生很多积极的效应，如护理人员镇定的目光，会给恐慌的病人带来安全感；热情的目光，会让孤独的病人感觉温暖；鼓励的目光，会让沮丧的病人重建自信；专注的目光，会让自卑的病人感受到尊重。此外，通过目光的接触，护理人员还可以密切观察病人的副语言行为，真正理解病人所表达的内容和情感实质。同时，护患双方视线的高低也影响沟通的效果，最理想的视线是：护理人员坐在病人的对面，眼睛和病人的眼睛处于同一水平线上，使目光平和、亲切，以体现护患之间的平等关系。

3. 微笑

微笑是人际交往中的"润滑剂"，将真诚友好的微笑贯穿于护理活动的全过程，是对护理人员面部表情的基本要求。在护理实践中，护理人员的微笑能消除患者的紧张、孤独、焦虑等不良情绪，使患者能以较好的心态接受治疗。护理人员面带微笑能展示护士对患者的真诚、亲切、关心、同情和理解。在微笑中为患者创造出一种愉悦的、安全的、可信赖的氛围。同时，护理人员也要注意患者的面部表情，从其面部表情中获取他们的心理信息，及时给予疏导和处理。

但要特别提醒的是，在护理过程中微笑并非处处可用，像案例 4-3 中的小王就把微笑用错了地方，因而遭到患者家属的投诉。

案例 4-3

护士小王为何被患者家属投诉？

护士小王接到急诊室电话，有位急性肠梗阻的病人急诊入院。小王立即做好了迎接病人入院的准备工作。当病人被抬进病房时，面色苍白，大汗淋漓，非常痛苦，急需手术。此时，护士小王面带微笑地对病人家属说："请不要着急，我马上通知医生为病人检查。"说完不慌不忙地走了出去。

第二天，小王就遭到了病人家属的投诉。对此，小王感到莫名其妙，不知道自己错在哪里。

（二）体态语的类型及沟通技巧

体态又称举止，是指人们的动作姿态及由动作姿态表现出来的内在素养。人的一举手、一投足、一弯腰乃至一颦一笑，并非是偶然随意的，这些行为举止自成体系，像有声语言那样具有一定的规律，并具有传情达意的功能。因此，护士的立姿、坐姿、走姿、蹲姿及手姿都应符合一定的规范要求。

1. 立姿

立姿是通过站立的姿态来传情达意的体态语。站如松是对立姿的基本要求，护理人员要站姿挺拔，显示出稳重而又充满朝气与自信。对护理人员的立姿要求如图 4-2 所示：头正、颈直、收颌，两肩外展放松，挺胸收腹，立腰提臀，两手放置身体两侧，或两手相搭于下腹中，双腿并拢，两脚平行并拢或呈"丁"字步。

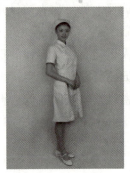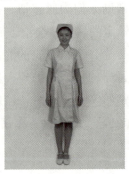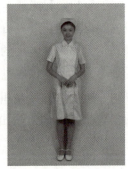

图 4-2　立姿

2. 坐姿

护理人员在处理日常工作中，有许多事情是在坐姿下完成的，如接电话、看病案、书写护理记录等。对护理人员的坐姿要求如图 4-3 所示：端庄、稳重、文雅、自然，臀部位于椅子前 1/2 或 1/3 处，上身端正挺拔，两腿并拢，两脚自然着地，并向自己身体靠近，肩臂放松，双手轻握置于腹部或腿上。

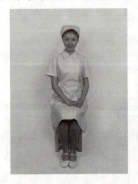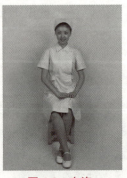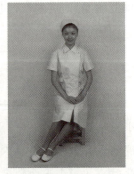

图 4-3　坐姿

3. 走姿

走姿又叫行姿。护理人员在接送患者、巡视病房以及为患者做各种治疗和护理时，都离不开行走。护理人员的正确行姿如图4-4所示：抬头挺胸，收腹提臀，自然摆臂，以大腿带动小腿，步履轻盈，抬足有力，柔步无声。至于在抢救患者时，则需要快步急走，但上身仍要保持平稳，步伐紧张有序，肌肉放松，舒展自如，略带轻盈，给人以镇定、敏捷、充满信心之感。

4. 蹲姿

蹲姿是人处于静态立姿时的一种特殊情况，多用于捡拾物品或帮助患者时。正确的蹲姿如图4-5所示：单膝点地，一腿弯曲，一腿跪下，两腿一高一低，互为依靠。

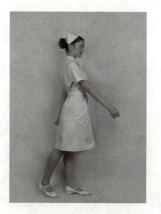 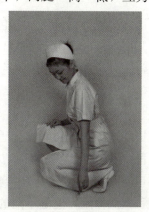

图4-4 走姿   图4-5 蹲姿

5. 手姿

手姿是指两只手及手臂所做的动作。在护理工作中，护理人员经常用手势来配合语言进行有效的沟通，同时也会使用手进行各种护理技术操作，如用手持物、端治疗盘、推车等，如图4-6所示。

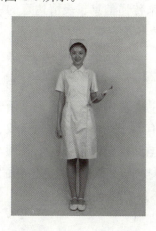 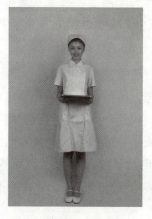 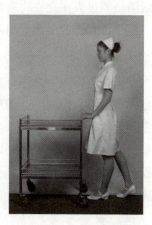

图4-6 手姿

（三）手势语的类型及沟通技巧

手势常用来强调或澄清语言的信息，以提高语言沟通的效果。在护理活动中，手势语使用应恰当，过多的手势语会给人一种轻浮的感觉。与患者沟通时，不要直指对方，更不能手舞足蹈，只有优美和谐的手势语配合有声的语言才能收到好的效果。

用手势语配合口语，以提高表现力和感染性。如患者高热时，在询问病情的同时，用手触摸患者前额，更能体现关注、亲切的情感。又如当患者在病房大声喧哗时，护理人员做食指压唇的手势并凝视对方，要比直接批评喧闹者更为有效。

（四）体触语的类型及沟通技巧

人体触摸是非语言沟通的特殊形式，包括抚摸、握手、依偎、搀扶、拥抱等，体触所传达的信息往往是其他沟通形式所无法取代的。

在护理工作中，体触是评估和诊断健康问题的重要依据，如患者主诉腹痛时，护士可以通过触摸患者腹部了解是否有压痛、反跳痛等。体触又是一种无声的安慰和重要的心理支持，可以表达关心、理解、体贴和安慰。如产妇分娩感觉疼痛难忍时，护士紧握产妇的手，并不时地为她擦汗，产妇就会有安全感，能消除紧张情绪，有利于顺利分娩。体触也是一种辅助治疗手段，有些国家的护理人员每天定时为患者做手部、足部或背部的按摩，对患者的生理和心理健康能产生积极的影响。

虽然体触有其积极的作用，但是不同的患者对体触有不同的反应和理解。因此，在护理工作中，护理人员要有选择地、谨慎地使用这种沟通方法。一般情况下，体触多用于老人、儿童、重病体弱的患者。

二、静态语的类型及沟通技巧

（一）界域语的类型及沟通技巧

界域语是通过人在交往时所处的距离、位置及其变化来传递信息、表情达意的一种无声语言。在非语言沟通中，空间距离可以表明人际间的各种不同关系。

1. 个人空间

在人际交往中，每个人都有自己的世界，也可以说是"领土范围"。个人空间为一个人提供了自我安全感和控制感。护理人员可以采取一些简单的方法协助患者减轻由于个人空间被侵犯而产生的焦虑。护理人员应使患者认识到医院里有属于他们个人的领域权、物品权和隐私权，如病床之间用帘相隔，给患者以相对独立的空间；允许患者在个人领域内拥有决策权，如允许患者控制门、窗的开关以及床边物品的摆放位置等，尊重患者的隐私。如有可能，尽量避免暴露患者身体的敏感部位，使患者的不适感降到最低限度。

2. 人际距离

沟通双方距离的远近，直接反映出彼此间相互接纳的水平，可以流露出许多重要信息。

一般说来，双方沟通的距离有以下几种情形：

刺猬式交往

美国精神分析医师布列克为了形容现代人际关系的复杂与困难而首创的交往方式，"两只刺猬在寒冷的季节互相接近以便取暖，但是如果过于接近，彼此会刺痛对方；若离得太远，又无法达到取暖的目的。因此他们总是保持有利于双方的距离，既不会刺痛对方，又可相互取暖。"这种刺猬式的交往方式清楚地显示了人际关系的微妙之处。

（1）亲密距离（0.15～0.45m），适用于在情感联系高度密切的人之间，此时可以相互感受到对方的体温、气味、呼吸等。护理工作中，护士为患者做口腔、皮肤等护理时需维持这种距离。

（2）个人距离（0.5～1.2m），适用于朋友之间，显得友好而又有分寸。当护士向患者解释治疗目的、交待注意事项、进行健康教育时，宜采用这种距离。

（3）社交距离（1.3～3.5m），适用于各种公共事务的交往中。护理人员在工作区与患者交谈一般采用社交距离。

（4）公共距离（3.5～7m），适用于公共场所中的陌生人之间。护理人员对病人进行集体健康教育、开会座谈等活动时宜采用这种距离。

此外，护士还应根据患者的年龄、性别、人格特征、文化修养、病情特点等调整与患者之间的距离。例如，对儿童和孤独的老人，适当缩短人际距离有利于情感沟通；对艾滋病、乙型肝炎等患者，因其疾病特点，他们特别担心被歧视、被抛弃，所以在与他们交谈时，切忌把距离拉得太远，以免加重他们的心理压力。

（二）服饰语的类型及沟通技巧

服饰也是一种无声的语言。俗话说，穿衣戴帽，各有所好。这个"好"字即指服饰的颜色、款式以及穿戴方法，它能反映出一个人的出身、地位、职业、品格、学识等特征。护理人员整洁规范的衣帽、朴素大方的仪表能给患者留下美好的印象，起到增强交流效果的作用。

案例 4-4

护士小张求职为何失败？

某高职学院护理专业毕业生小张，参加应聘时身着大红色连衣裙，足穿网球鞋袜，唇涂浅紫色口红，戒指、项链、耳环一样不少，一头长发染成了红色。她自以为这一身打扮特别时尚，一定能赢得招聘单位的好感。但结果却与她的愿望完全相反。你认为小张错在哪里？她应当怎样做？

三、副语言的类型及沟通技巧

副语言也称辅助语言，包括音调、音量、节奏、语速、停顿等。在人际沟通中，副语言对于提高语言表述的意义和艺术性作用显著，它可以表达语言本身难以表达的情绪状态。副语言的沟通技巧大致有以下几种。

（一）声音清晰有变化

清晰且有变化的声音有助于突出沟通内容的重点，在某个重要的地方有意识地把声音提高或降低都会收到引起听者集中注意力的效果。这是一种有效吸引沟通对象认真倾听的方式。

（二）语调中表现出真诚

真诚的语调能表达信息中所蕴含的情感，反映信息的重要性，它对更好地传递信息有很大的帮助。

（三）适当运用声音的停顿

适当运用声音的停顿一方面可唤起对方的注意，另一方面也可借此观察对方的反应，以及时调整沟通策略，把沟通引向深入，同时也给患者提供一个思考的机会。

 课后练习

活动1　用体态语言完成下列表意

1. 以手势表示支持对方。
2. 以开放的、稳定的、专注的表情和举止对某一值得赞赏的人或事表示支持。
3. 练习正确的立姿、走姿、站姿、蹲姿和手姿。
4. 正确运用体触语与不同的患者进行交流。

活动2　案例分析

🔖 案例 4-5

接待新患者

外科病房接到急诊室电话：有位急性胰腺炎患者急诊入院，请做好准备。患者被抬进病房时面色苍白，大汗淋漓，面容痛苦。此时甲护士微笑着对患者家属说："请不要着急，我马上通知医生。"说完慢悠悠走了出去。乙护士半靠着桌子，一手叉着腰说道"她去叫医生了，等着吧。"丙护士用关切的眼神，熟练地为患者测量生命体征，并不时地安慰患者和家属。

讨论：

1. 三名护士接待患者的态度有何不同？她们应用了哪些非语言形式，有无不妥之处？

2. 假如你是接诊护士，你会怎么做？

活动 3　评估一下你的非语言沟通能力如何。

下列选择题各有 3 个选项，根据你的具体情况选择适合你的一个选项，填入题后的括号中。

1. 与人初次会面时，经过一番交谈，你能对对方的言谈举止、知识素养等作出积极准确的评价吗？（　　）

　　A. 不能　　　　　　　　　　B. 很难说　　　　　　　　C. 我想可以

2. 当你和别人告别时，谁会提出下次会面的时间和地点？（　　）

　　A. 对方　　　　　　　　　　B. 都没提　　　　　　　　C. 我提出的

3. 与人第一次见面时，你的表情通常是怎样的？（　　）

　　A. 热情诚恳，自然大方　　　B. 大大咧咧，漫不经心　　C. 紧张局促，羞怯不安

4. 与人寒暄后，是否能很快就能找到双方共同感兴趣的话题？（　　）

　　A. 是的，对此我很擅长

　　B. 我觉得这很难

　　C. 必须经过较长时间才能找到

5. 通常你与别人谈话时的坐姿是怎样的？（　　）

　　A. 两膝靠拢　　　　　　　　B. 两脚叉开　　　　　　　C. 跷起"二郎腿"

6. 与对方交谈时，眼睛通常注视何处？（　　）

　　A. 直视对方的眼睛

　　B. 看着其他的东西或人

　　C. 盯着自己的纽扣，不停地玩弄

7. 与人交谈时，你通常选择什么样的话题？（　　）

　　A. 两个人都喜欢的　　　　　B. 对方感兴趣的　　　　　C. 自己所热衷的

8. 与人第一次交谈时，你们各自讲话所占用的时间情况如何？（　　）

　　A. 差不多　　　　　　　　　B. 他多我少　　　　　　　C. 我多于他

9. 与人面谈时，你说话的音量如何？（　　）

　　A. 很低，别人听得较困难　　B. 柔和而低沉　　　　　　C. 声音高亢且热情

10. 你说话时的姿态是否丰富？（　　）

　　A. 偶尔有些手势

　　B. 从不指手画脚

　　C. 常用姿势来补充语言表达

11. 你讲话的速度怎样？（　　）

　　A. 语速很快　　　　　　　　B. 十分缓慢　　　　　　　C. 节奏适中

12. 对别人谈论的话题不感兴趣，你将如何表现？（　　）

A. 打断别人，另起话题

B. 显得沉闷，忍耐

C. 仍然认真听，从中寻找乐趣

评分标准表

题次	5分的选项	3分的选项	1分的选项
1	C	B	A
2	C	A	B
3	A	C	B
4	A	C	B
5	A	C	B
6	A	C	B
7	B	A	C
8	B	A	C
9	B	A	C
10	B	A	C
11	C	B	A
12	C	B	A
合计			

答案及结论分析

总分数为0~22分者：首因效应较差。对此也许你感到吃惊，因为很可能你只是依着自己的习惯行事。你原本很愿意给别人一个美好的印象，可是你的漫不经心或缺乏体贴或言语无趣，无形中会让他人对你作出错误的判断。你必须记住交往是一种艺术，而艺术是不能不修边幅的。

总分数为23~46分者：首因效应一般。你的表现中存在某些令人愉快的成分，但有时也有不够精彩之处，这使得别人不会对你印象恶劣，却也不会产生强烈的好感。如果你希望提高自己的魅力，首先必须在心理上引起重视，在"交锋"的第一回合就迅速显示出最佳形象。

总分数为47~60分者：首因效应较好。你的适度、温和、合作，给第一次见到你的人留下了良好的印象。无论对方是你事业上的合作者还是私人生活中的朋友，都有与你进一步接触的愿望。你的问题在于只注意那些单向的使你"一见钟情"者。

附表1　常用非语言行为的含义

非语言行为	一般的含义
眉头紧皱	怀疑、紧张
扬眉	惊讶、不相信
眼珠来回转	说谎、厌烦、分心、不感兴趣
眼睑下垂	顺从、抑郁

非语言行为	一般的含义
抿嘴，鼻孔张开	生气
双臂交叉抱于胸前	不接受他人意见、保守
手指敲桌子	不耐烦、紧张
身体前倾	感兴趣、表示关注
双手搓动	愿意参与
摩挲下巴	不相信
双手放在臀部	生气、尴尬
双手合拢作尖塔状	有权威、高傲
摸鼻子	说谎、怀疑
轻声说话	不确定、害羞、害怕

附表 2　护士行为规范考评标准

一、站姿考评标准

项　　目	应得分	扣分	备注
1. 头正	1		
2. 颈直	1		
3. 两眼平视	1		
4. 唇闭	1		
5. 颌收	1		
6. 肩平正	1		
7. 挺胸	1		
8. 收腹	1		
9. 臀部夹紧	1		
10. 两臂下垂	1		
11. 手指并拢	1		
12. 两腿直膝并拢	1		
13. 双脚呈"V"字或"丁"字	1		
14. 总体印象	7		

站姿总得分_____

二、走姿考评标准

项　　目	应得分	扣分	备注
1. 上身直立	1		
2. 下颌内收	1		
3. 两眼平视	1		
4. 微笑	1		

续表

项　目	应得分	扣分	备注
5. 收腹立腰	1		
6. 走在直线上	1		
7. 两臂摆动自然	1		
8. 步幅匀称	1		
9. 步态轻盈	1		
10. 持病历夹走姿	2		
11. 推车走姿	2		
12. 总体印象	7		

走姿总得分＿＿＿＿＿＿＿

三、坐姿考评标准

项　目	应得分	扣分	备注
1. 左进	1		
2. 上身直立	1		
3. 两眼平视	1		
4. 下颌内收	1		
5. 挺胸	1		
6. 肩平正	1		
7. 上身与大腿呈直角	1		
8. 大腿与小腿呈直角	1		
9. 双手相叠置于大腿上	1		
10. 双膝并拢	1		
11. 足尖向前	1		
12. 右出	1		
13. 总体印象	8		

坐姿总得分＿＿＿＿＿＿＿

四、握手礼、鞠躬礼考评标准

	项　目	应得分　。	扣分	备注
握手礼	1. 距离 1m	1		
	2. 微笑	1		
	3. 上身略前倾	1		
	4. 手位正确	1		
	5. 力度适当	1		
	6. 相握 3 s	1		
	7. 次序正确	1		

项 目		应得分	扣分	备注
鞠躬礼	8. 站姿正确	1		
	9. 目光平视	1		
	10. 上身前倾 15°~30°	1		
	11. 双手自然下垂	1		
	12. 微笑	1		
	13. 总体印象	8		

握手礼、鞠躬礼总得分＿＿＿＿＿＿＿

五、着装考评标准

项 目	应得分	扣分	备注
1. 仪表端庄	1		
2. 薄施淡妆	1		
3. 无多余饰品	1		
4. 佩戴胸牌	1		
5. 不留长指甲	1		
6. 不涂指甲油	1		
7. 工作服整洁无污渍	1		
8. 无皱无折	1		
9. 长短肥瘦合体	1		
10. 纽扣扣齐	1		
11. 罩住生活装	1		
12. 工作帽整洁挺括	1		
13. 帽子与发型配合协调	1		
14. 帽子戴正戴稳	1		
15. 鞋袜色彩淡雅	1		
16. 鞋袜与工作服配套	1		
17. 鞋子平跟或坡跟	1		
18. 走动无响声	1		
19. 袜子无破洞、挑丝	1		
20. 总体印象	1		

着装总得分＿＿＿＿＿＿＿

下 篇

实践操作

第五章　门诊护患沟通

・・・・・・・・・・・・・・・・・・・・・・・・・・・ 导　语 ・・・・・・・・・・・・・・・・・・・・・・・・・・・

　　门诊部是医院面向社会的窗口，是患者就诊的第一站。虽然来门诊部求医的患者病情轻重不一，社会阶层各异，但他们此刻的心情却大抵一致，即遭受疾病折磨，情绪低落，希望尽快就医，尽快确诊，尽快得到有效的治疗。此时此地，一声亲切的问候或一个善意的微笑能使他们倍感体贴温暖；而一次无意的疏忽或怠慢也会使他们顿感恐惧或担忧。特别是对一位初诊的患者来说，一旦形成不良的第一印象，便会在长时间内左右着他对医院的评价，并且口口相传，在社会上迅速扩散。由此形成的舆论对医院形象所造成的负面影响也不可低估。那么，究竟怎样才能为广大患者提供一个和谐、温馨、便捷、高效的门诊环境呢？这里涉及的问题虽然很多，但其中最重要的一项，无疑是要求门诊各科室的护士切实做好与患者的沟通工作。

第一节　导诊时的护患沟通

学习目标

1. 学会营造和谐、温馨、便捷、高效的门诊环境。
2. 掌握导诊的语言和非语言沟通技巧。
3. 以优雅的形象、规范的举止、礼貌的语言引导和帮助患者顺利就诊。

　　俗话说："人吃五谷杂粮，谁能不得病？"一个人如果不幸罹患疾病，最不愿去而又不得不去的地方就是医院了。当他拖着虚弱的病体，怀着忐忑的心情，风尘仆仆地赶到医院这个陌生的环境时，最迫切的需要就是得到导诊护士的帮助与引导了。倘若这一需要能及时得到满足，后续治疗就能有一个良好的开端；否则，就有可能引发护患矛盾或纠纷。导诊护士的工作内容看似简单、可有可无，实则非常庞杂、必不可少。仅以指导挂号而言，当前门诊分科越来越细，各类诊室遍布于楼上楼下，患者初来乍到，挂错号、跑错门的不在少数。在极短的时间内，通过简单的交流和观察，就能确定患者应挂哪一科、哪一种号最合适，并非易事。只有那些训练有素、经验丰富的护士才能胜任。

一、导诊护士应具备的沟通能力

（一）导诊护士的非语言沟通技巧

📕案例 5-1

导诊护士非语言沟通技巧示例

护士王红以标准的职业形象站在导诊台前。她衣帽整洁，薄施淡妆，头正颈直，下颌微收，面带微笑，双手自然叠压在下腹部，双脚呈"V"字型。当她观察到一名患者似有寻求帮助的意向时，遂主动趋前，在距患者约 1m 处止步，并将身体略微前倾，眼神中流露着友善、同情和尊重，以亲切、舒缓的口气对其询问。得知患者正在发烧，王红用手掌在他的额头上测试了一下……

案例 5-1 中，护士王红通过目光、动作、体态、着装、表情、空间距离、触摸等方式与患者进行沟通的过程都属于非语言沟通。这里，护士规范的姿态、亲切的笑容、和善的目光等非语言的表现形式，在沟通中发挥了重要的作用，带给患者的是一种温馨的、愉悦的、温暖的感受。在运用非语言沟通技巧中，导诊护士要特别注意以下几点。

1. 注意观察

门诊大厅内人头攒动，熙熙攘攘，其中有患者，也有家属；有对医院陌生的初诊患者，也有熟门熟路的复诊患者。究竟哪一类人最需要引导和帮助，要靠细心的观察区分，以把有限的资源用在最需要的地方。

2. 保持微笑

微笑在护患交往中起着润滑剂的作用，可以迅速拉近彼此的心理距离，增强信任感和亲切感，为沟通扫除障碍，创造出和谐、温馨的氛围。但对于导诊护士而言，微笑并非适合所有场合，如面对受疾病折磨而呻吟不止的患者，就不应微笑迎接。

3. 距离适当

护患沟通时双方的距离，应因人而异，如对老年人和儿童患者，距离可近些，以示尊重或亲密；又如对同龄异性患者，距离则不宜太近，以免造成误解。

4. 给予触摸

必要的、适宜的触摸行为，也是护患沟通的一种积极有效的方式。触摸能使患者感到支持和关注。如抚摸婴幼儿，可以缓解其皮肤饥渴，产生安全感；又如给疼痛的患者按摩，可使他们感到舒适和慰藉。

5. 目光交流

眼睛最能表达情感，最能充分体现出对患者的关怀与关注，缩短护患之间的心理距离，有利于良好护患关系的形成与发展。导诊护士与患者交谈时，目光要专注，切忌漫不经心，目光游移。

（二）导诊护士的语言沟通技巧

📙 案例 5-2

导诊护士语言沟通技巧示例

导诊护士王红伫立在导诊台前，全神贯注地观察着门诊大厅内的一切。忽然发现一位面容憔悴的老者站在不远处，一边咳嗽，一边东张西望，似在寻求着什么。王红于是趋前主动询问，双方进行了如下一段对话：

"您好！我是导诊护士王红。老人家，请问您是来看病吗？"

"是的。"

"您有我院的病历吗？"

"没有。"

"您哪里不舒服？"

"我最近咳嗽得厉害，好像还发热，每天午后就感觉乏力不适。我是不是得了肺结核呀？听说肺癌也会这样，是不是呀？"

"您不必太紧张。引起咳嗽、发热的原因很多，最常见的还是感冒。建议您先到呼吸科看看，医生会给您做出确切的诊断和有效的治疗。我来帮您先挂号吧……"

挂号后，将病历及找零交给患者。

案例 5-2 中，导诊护士王红的语言沟通做得恰到好处。她态度诚恳，热情有度，出言审慎，通俗易懂，简洁明了，既安慰了患者，又不对病情妄加评论。王红和患者的这段对话虽只三言五语，但实际上却包含了分诊的四个步骤，即"一问、二看、三检查、四分诊"。所谓一问，就是首先向患者问好，再问病情和需要。王红的前两问是简明扼要的封闭式的提问；后一问则是针对病情的开放式的提问。所谓二看，就是看患者的病情轻重程度，应挂普通门诊还是专家门诊，抑或是急诊。所谓三检查就是大致查看一下患者的体征表现，初步确定就诊科室。所谓四分诊，就是根据前三个步骤检查的结果安排患者挂号，然后到指定位置候诊、就诊。

二、导诊沟通中对护士的基本素质要求

（一）主动与患者沟通的意识

每一位导诊护士都要像案例 5-3 中王红表现得那样，主动热情，训练有素，规范得体，为每一位需要帮助的患者提供尽可能的帮助。遇到行动不便的患者，应主动上前搀扶，必

要时要用轮椅或手推车接送；有人问路时，应耐心地为其指明具体方位，必要时，还应亲自送到目的地或委托给另一位工作人员。概括来说，导诊护士的工作要做到"六到"，即"话到、眼到、手到、腿到、情到、神到"。但同时也要注意把握分寸，既不慵倦怠慢，也不能热情过度，以免让患者产生不必要的误解或戒备心理。

📖 案例 5-3

导诊护士主动沟通的技巧示例

门诊大厅内，导诊护士王红观察到一位拄着拐杖的老年患者在焦急地四处张望。王红于是主动走上前去询问。

"大爷，您需要帮助吗？"

"去骨科怎么走？我的腿疼，和王主任约好的，是不是迟了？还挂得到号吗？我家很远，来一趟不容易呀！"

"哦，王主任还在病房查房，过一会儿才会来，您不必着急。骨科在二楼，您的腿不便，需要轮椅吗？"

"谢谢你，我自己能行走。"

"来，我带您乘电梯去二楼，骨科也可以在二楼挂号处挂号，那里患者少。"

"真的吗？太谢谢你了。"

（二）能够听出患者的"弦外之音"

📖 案例 5-4

如何劝慰这对争执的父女？

门诊大厅一角，一男一女正在那里争执着什么。导诊护士王红猜测，他们肯定遇到什么难题了，于是趋前问个究竟。原来这是一对父女，见有护士到来，仍未停止争执。

女儿："您咳嗽好几天了，吃得越来越少，肯定有病。"

父亲："我没病，休息一下就好了。"

女儿："还说没病！摸您的额头还在发热。今天一定要看病。"

父亲："今天不看，过几天再说。"

听到这里，王红觉得他们话中有话，这位父亲坚持今天不看病，必然另有隐情。经仔细追问才知道，后天就是女儿结婚的日子，父亲生怕查出病来干扰女儿的大喜事，故而坚持过几天再说。此时，王红一边为他们的父女深情倍受感动，一边又为这位父亲的健康担忧，于是转而做起了父亲的思想工作。

王红："伯伯，您的心情我很理解。但有病耽误不得！让我先来给您测量一下体温和血压吧（经测量，血压正常，体温 38.2℃）。您现在有些发热，虽不太严重，但说明体内有炎症，应请医生查明原因。"

在王红的劝说下，这位父亲终于同意马上挂号看病。

一个人在生理上一旦染上疾患，必然会伴随着诸多心理反应。就像案例5-4中的那位父亲，他实际上已感觉出自己有病，之所以讳疾忌医，是因为他觉得女儿的婚事比他的健康更重要。这类现象在护理学上称为患者角色缺如。这类患者往往言不由衷，导诊护士要想了解他们的真实意图，就要善于听出患者的"弦外之音"，即在与患者的沟通过程中，不仅要仔细倾听他们诉说的内容，还要细心体察他们的神色、语调、动作等非语言行为。此外，还要注意做到以下两点。

1. 聚精会神倾听

门诊大厅环境嘈杂，因此交谈时要十分专注，避开外界干扰。这既是为听清对方的讲话，更是对患者表示尊重。

2. 适时的反应

在与患者交谈的过程中，护士适时的反应是顺利实现沟通的关键。应根据谈话的实际情形，或予复述，或予澄清，或表示同感。复述就是把患者所述内容部分或全部地重复一下，让患者知道你已听明白了他的意思，以鼓励和引导患者进一步说下去；澄清就是要求患者把那些模棱两可、含混不清的语句重新阐释清楚；同感就是要求导诊护士能设身处地为患者着想，诚挚地向患者表达你对他的关心和理解。

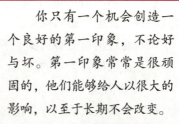

你只有一个机会创造一个良好的第一印象，不论好与坏。第一印象常常是很顽固的，他们能够给人以很大的影响，以至于长期不会改变。

——科尔Kris Cole

 课后练习

活动1　角色扮演

今天我导诊，大家对我的第一印象怎么样？

提示：把握首因效应。首因效应即第一印象，70％的人际认知来自第一印象，之后的印象只是修补性的作用。导诊护士良好的外在形象可获得最佳的首因效应，形成先入为主的好印象，有利于获得患者的认同和接受。

练习要点：

1. 仪表：对着镜子整理自己的仪容、仪态、仪表，使之保持最佳状态。

2. 微笑：

(1) 对镜训练法：对着镜子，回忆一件最令你高兴的事，然后发出会心的微笑，并让微笑定格，看看镜中的你是否笑得最美。

(2) 面对面训练法：两位同学相互对视，共同展示微笑，及时总结，指出不足，反复练习。

3. 注视：练习关注型注视，即注视对方眼睛，表示自己聚精会神，重视对方。两位同学相互注视对方的眼睛，询问："您感觉如何？"并及时总结，指出不足，反复练习。

活动2　情景模拟

1. 患者初次门诊，如何接待？

2. 糖尿病患者复诊，如何接待？

提示：请一两位同学分别扮演初诊患者和糖尿病患者，其他同学以导诊护士的身份接待他们。之后共同讨论并评价导诊工作的优劣。

活动3　模拟导诊

某患者，女，21岁，因阴道出血来医院就诊。此时的她神色紧张、满脸焦虑，迫切需要医护人员的帮助和治疗，但又羞于启齿。

针对这样一位患者，导诊时应如何提问、如何倾听、如何安慰、如何分诊？

教师对活动2和活动3进行点评，指出哪些是有效沟通，哪些是无效沟通。

1. 有效沟通

（1）主动热情地接待患者，介绍医院的环境、就诊流程和就诊须知，做到态度积极、语气柔和，让患者感到满意。

（2）通过沟通能够初步了解患者的症状，正确进行分诊。

（3）正确回答患者的问题，主动介绍相关知识，使患者精神放松，耐心候诊。

2. 无效沟通

（1）未能采取恰当方式让每位患者充分了解门诊的正确流程，患者徒劳往返，浪费了时间和精力。

（2）门诊大厅秩序混乱，疏于管理，疏于解释，致使部分患者候诊时间过长，焦躁不安。

第二节　分诊、候诊、急诊时的护患沟通

学习目标

1. 掌握分诊和候诊的沟通技巧。

2. 准确、及时地分诊。

3. 学会妥善化解各类矛盾和纠纷。

4. 营造文明、和谐的门诊环境。

大多数初诊患者由于缺乏医学常识，对自己身患何病、病情轻重、危害程度、治疗效果等一系列专业问题知之甚少，甚至毫无所知。他们能向导诊护士所提供的信息，无非是

发热、疼痛、失眠、食欲不振等一些笼统的主观感受。仅凭这些表面现象，要立即确定患者究竟应到哪一个科室去治疗最为合适，的确不是一件容易的事，需具备丰富经验的护士才能做到。因此，分诊是门诊护理中技术含量很高的一项工作。

但凡来医院求医的患者，特别是一些需要立即抢救的急症患者，都想尽快看到医生，尽快得到有效的治疗。他们无不把排队候诊看成是一种难以忍受的沉重负担，许多矛盾及纠纷，大多由此引发。因此，如何处理好这类矛盾和纠纷，几乎是门诊护士每天必须面对的问题。

一、分诊时的沟通技巧

所谓分诊，就是通过沟通掌握患者的相关资料，判断其症状，而后合理安排就诊的过程。在这一过程中，导诊护士要想通过简单的交流获取患者真实全面的资料，必须遵循一定的步骤，把握一定的技巧。

（一）分诊沟通常用的两个公式

1. SOAP 公式

运用 SOAP 公式进行分诊有四个步骤。第一步，询问患者的主观感受（subjective），如问："您哪里不舒服？"第二步，收集患者的客观资料（objective），包括体征、异常征象等；第三步，将收集的资料进行综合分析（assess）得出初步结论；第四步，按病情的轻、重、缓、急有计划（plan）地安排就诊。

2. PQRST 公式

PQRST 公式主要适用于疼痛感严重的患者。运用该公式时要向患者提出五个问题：一问疼痛的诱因（provoke），二问疼痛的性质（quality），三问疼痛的部位（radiate），四问疼痛的程度（severity），五问疼痛持续的时间（time）。

在案例 5-5 中，护士小李在实施分诊沟通时，便巧妙地运用了这两个公式。

📕 案例 5-5

一次成功的分诊沟通

分诊护士小李发现排队挂号的行列中，有一年轻女子脸色苍白，眉头紧皱，十分痛苦的样子，立刻走上前去将她从队伍中请出来询问。

"请问您哪里不舒服？"

"我肚子好痛。"

"什么时候开始的？请具体形容一下疼痛时的感觉。"

"大约一小时前，腹部像刀割得一样，恶心想吐，总想大便。"

"您多大了，例假正常吗？"

"28 岁，这个月迟了，今天刚到。"

"让我为您量一下脉搏和血压（测得血压偏低）。"

至此，小李意识到该患者病情比较急，有可能是宫外孕。遂用平车将她送到急诊妇科就诊。

（二）说服患者合理择医技巧

门诊大厅好比一个小社会。在这个小社会里，每天都云集着来自各个社会阶层的人群。因为他们的年龄、性别、家庭背景、生活阅历、文化水平等情况不同，所以在素质、性格及对疾病的耐受程度等方面均有很大差异。如此复杂的人群聚集在如此拥挤的空间，各种摩擦、矛盾在所难免，稍有疏忽就有可能引发大的矛盾或纠纷。如何妥善处理和化解这些矛盾纠纷？这对分诊护士的沟通技巧提出了很高的要求。

🚪 案例 5-6

分诊时的说服技巧

分诊台旁，护士小王对一位男性患者做说服工作。

"您好。我是护士小王，请问您需要哪些帮助？"

"最近总头晕，气色不佳，排尿也不舒服，不知得了什么大病。听说外科王教授医术十分高明，我想请他看看，可就是挂不上号。"

"感谢您对我院的信任。不过找王教授的患者太多，他的手术任务很重，所以每天只能在门诊看 10 名患者。"

"怎么办呢？我只相信王教授。"

"其实您暂时不必请王教授诊治，建议先挂张医师的号看看。"

"为什么？你们就会忽悠患者！"

"我绝无忽悠您的意思。张医师也是经验丰富的副主任医师，先让他为您做一些常规检查，看看结果，如有必要，再挂王教授的号，这样既不耽误您的治疗，又节省了您的费用和时间。您看这样好吗？"

"也对，那就先挂张医师的号吧。不过张医师是男是女？"

"张医师是女性，请问有什么不妥吗？"

"这个你就不必多问了，我想请位男医师看。"

"好吧！和张医师有同样资质的男医师有常医师、丁医师。这里有他们的资料介绍。"

"我知道了。谢谢你！"

案例 5-6 中，护士小王之所以能成功地说服患者，关键是她能把握好以下几个要点。

1. 换位思考

站在对方的立场上，设身处地地为对方着想，以爱心和诚心去感动患者。要相信患者，只要他还有正常的思维和基本的判断能力，就一定能体会到你的诚心和善意，听从你的劝告，自愿放弃错误的想法和做法。

2. 把握"共识"

任何时候、任何情况下，护患之间始终存在一个"共同认识"，那就是一切为了促进患者早日恢复健康。只要牢牢把握好这种共同认识，就能迅速缩短与患者的心理距离，即使有了什么矛盾，也容易化解。

3. 讲究语言艺术

在与患者沟通的过程中，一定要讲究语言艺术，诸如说话的语气、声调、用词等都要使患者乐于接受，做到"好话"好好说、"忠言"不逆耳，切忌错误地认为只要是为了患者好就可以不注意态度。

4. 区别对象

患者的情况十分复杂，要针对不同的病人、不同的病种采取不同的沟通方法，有的可直言相劝，有的则应委婉提醒；有的可实话实说，有的则要适当保留；有的可简明扼要，点到为止；有的则要不厌其烦，多次重复。

5. 尊重患者

这里所说的尊重，主要是指尊重患者的选择权和隐私权，如患者选择挂哪种号、请哪位医生诊治，分诊护士只能提供建议，而不可过分干预；又如，对于患者的隐私，如生理缺陷、精神病、性病、癌症等，患者不愿陈述的内容不要追问。

二、候诊时的沟通技巧

候诊患者的普遍心理状态是焦急，他们都迫切地希望尽快看到医生。患者之间的矛盾、纠纷常由此引发。门诊护士要特别注意加强管理和疏导。

（一）优化候诊环境

每一家大规模的医院都要创设一个便捷、整洁、温馨的候诊环境，为患者提供周到的服务设施。如座椅、开水、电视、宣传资料等；有条件的，还可设置专门喊号的电子显示屏。这些都是保障门诊工作顺利开展的必备条件。

（二）理顺候诊流程

候诊患者的流动性极强，他们来也匆匆，去也匆匆，彼此间大多不熟悉，常常为了谁先谁后争执不下，稍不注意极易演化成纠纷。为保证门诊治疗有条不紊地进行，就必须制订一套行之有效的候诊流程。如开诊前，当值护士应当有一套规范的开场白（见案例5-7），以稳定患者的情绪，使其静下心来候诊。

案例 5-7

候诊室值班护士小李开诊前的一段开场白

"大家早上好！我是值班护士李玲，今天出诊的医生是我院心脏科专家顾芗和朱莉主任。请大家把病历和挂号单交来排序，然后坐下来等候就诊。在就诊过程中，如有什么困难和需要请提出来，我会尽力提供帮助的。谢谢大家对我的支持。下面请一号王虎先生就诊，二号李娟女士准备。"

接着把患者王虎引至诊室介绍给医师。

"王先生请坐，这位是顾医师，您哪里不舒服请对顾医师说，不要紧张，慢慢讲。"同时双手将病历递交给顾医师（递交时，病历头朝自己）。

（三）善于调控候诊患者的情绪

如何处理好候诊患者的矛盾和纠纷，是门诊护士每天必须面对的问题。此时，护士不妨把候诊患者看成是一个临时的小集体，自己就是这个小集体的小组长，不仅自己做到文明服务、礼貌待人，还要影响带动患者做到相互尊重、相互谦让，共同创造一个和谐、温馨的候诊环境。案例 5-8 中的那位患者，只是因候诊时间稍长，就心生怨气，出言不逊，对王红的人格已经造成了伤害。倘若王红为了捍卫自己的尊严而针锋相对，以牙还牙，则势必演化为一场严重的护患冲突，由此给医院带来的恶劣影响也是难以挽回的。因此每位护士都要练就良好的职业操守，做到喜不形于声，怒不形于色，不要把自己的负面情绪带到工作中来，即使受到误解、责难等不公正对待时，也要控制自己的情绪，坚持以诚恳的态度、机智的话语去劝慰患者，化解他们心中的不满。

案例 5-8

护士王红劝慰患者张某的一席对话

"护士，我已经等了一个多小时了，还要多长时间才轮到我？"

"您的序号是 15，现在已经看到 10 号了，再有半个小时左右就能轮到您。"

"什么？还要等半个小时！照顾我一下先进去好吗？"

"为保护患者隐私，诊室里只能一医一患。您现在不能进去，请予谅解。"

"太慢了，是不是有人插班？"

"并没有人插班。请您再耐心等待。"

"我真的很着急，让我先检查一下吧。"

"让您久等了，很抱歉。请再稍等片刻。"

"不能再等了！我只是想复查一下血象，却要等一个上午，你这个喊号的还有没有一点同情心？"

"哦，对不起，怪我没早点弄清楚。如果您只是复查血象，我可与医生商量一下，先给您开一张血液检查单，让您先去做检验，这样既节省时间，又利于诊断。"

"能这样做太好了！怪我自己没有早一点说清楚。护士同志，我错怪您了，对不起！"

由于王红的宽宏大度，一场眼看就要爆发的护患冲突就这样轻松化解了。

三、急诊时的沟通技巧

急诊的服务对象是一个更加特殊的群体，他们最突出的特点是一个"急"字：病情急、心情急、患者急、亲属急，患者和家属焦急不安的心情交织在一起，把一切希望都寄托在医护人员身上。此时医护人员的一言一行都能对患者及其亲属造成严重影响。作为一名优秀的急诊护士，除应具有较高的业务素质和职业素养外，还要具有较强的沟通能力，并在沟通时特别注意做到以下两点。

（一）善于劝慰患者

急诊患者由于病情急、来势猛，大多缺乏心理准备，切勿用"慌什么""烦死了""没希望"等恶性语言来刺激他们。要多与患者交流，促使其稳定情绪，正确对待意外的打击；当病症减轻或缓解时，要及时鼓励患者继续配合治疗，早日康复。

（二）尊重患者的知情权

急诊科是抢救急、危、重症患者的主要场所，医护人员往往只重视抢救而忽略了告知的义务，极易导致医患纠纷。应及时将疾病的转归过程、并发症、药物反应及医疗措施可能带来的后果，尽可能详尽地告知患者或其亲属，使其对治疗结果的期望值不要过高，对可能出现的不良后果在心理上要有所准备。在案例 5-9 中，护士小李对患者及其家属在"劝慰"和"告知"方面做得都很到位。

案例 5-9

护士小李与某急诊患者家属的一次沟通

急诊室外的座椅上，一老年男性患者身体缩成一团，侧躺在家属怀里，呼吸急促。护士小李急忙前来询问。

护士："这位老大爷哪里不舒服？"

家属："他说喘不过气来，憋得难受，现在好像神志不清了。"

小李发现患者面部紫绀。

护士："来，赶快让他躺在平车上，送抢救室。"

小李迅速为其接上氧气，然后呼叫医生来诊治。

家属："护士，他有危险吗？请你们务必救救我的老父亲。"

为不干扰治疗，小李特意把家属请到抢救室外，向其交代了一番："老人家这次发病较急，加之年纪大、体质弱，治疗起来需要一个过程。请您相信，我们一定会尽全力治疗的。待会医生会向您详细介绍病情，请您安心在室外等待，不要走远。"

🏃 **课后练习**

活动 1　模拟情景

某医院门诊大厅内，几位常见病的患者欲挂号求医。此时，导诊护士分别向患者做分诊前的询问。之后，分别对他们的表现进行评价：

1. 作为患者，他回答的内容是否真实可靠？

2. 作为护士，他提出的问题是否恰当得体？

提示：

1. 询问要以获取对方相关信息为目的。

2. 注意分析患者体态语言表达的信息，以及在语速、语调、重音等方面的含义。

活动 2　说服同学献血

学校号召同学们踊跃献血，但部分同学颇有顾虑，担心献血损害健康。作为一名献血志愿者，你打算怎样说服他们？

提示：

1. 现身说法，以你的切身体会说明适当献血有益健康。

2. 针对对方的顾虑，摆事实，讲道理，不说空话，不唱高调，以理服人，以情感人。

3. 使用规范的语言，注意语音、语调、语速的变化技巧，提高语言说服力和感染力。

活动 3　体验语言的不同表达方式的效果

选一位你最熟悉的同学，把他的优点和缺点详细地罗列出来。然后面对他，先针对其优点，用最优美的语言予以赞扬；再针对其缺点，用较严厉的语言予以批评。

1. 观察这位同学在接受赞扬和批评前后情绪有何变化？

2. 询问这位同学在受到赞扬和批评时的感受有何不同？

3. 你从这次活动中得到哪些启示？

活动 4　劝慰失去女儿的母亲

一位母亲携女儿外出旅游，途中突遭车祸，女儿丧生，母亲重伤。母亲经抢救虽暂无性命之虞，但情绪异常不稳，大吵大闹，要求一定要见到女儿。请你对这位母亲进行劝慰。

提示：

1. 准确判断对方的情绪反应。

2. 运用语言技巧调节对方情绪。

第六章　入院时的护患沟通

··· 导　语 ·································

　　患者经过门诊初步诊断，一旦做出需要住院检查的决定，便不得不中止正常的学习、工作以及温馨的家庭生活，从此被"关"进医院过上相对不自由的生活。在这个"陌生"的环境中，患者看到的完全是另一种情景，体验到的完全是另一种感受：不苟言笑的"白大褂"们日夜穿梭奔忙，令人紧张不安；遭遇相同的病友成天在病床上辗转反侧，令人不时引发不祥的联想；浓烈的药品气味到处弥漫，令人不敢做深呼吸；不够宽敞的病房留给人的活动空间十分狭隘，令人处处感到局促，不方便。总之，大多数刚入院的患者都会不由自主地产生孤独、压抑、无助、悲观等负面情绪。如何与入院患者进行有效的沟通，这将是本章要讨论的主要课题。

第一节　入院介绍

 学习目标

1. 掌握接待入院患者的沟通技巧。
2. 把握恰当的入院介绍时机。
3. 为患者做好入院介绍。

　　入院的患者中，由于年龄、病情、文化修养、社会职业和家庭环境等因素的不同，对住院的心理反应各不相同，但他们却有共同的心理期望，即能得到优质的医疗护理服务，尽早康复出院。病房当值护士要热情、主动地接待入院患者，为日后护理工作的顺利进行奠定良好的基础。

　　为患者做入院介绍时要做到：选择恰当的时机，能让患者耐心接受；根据患者文化层次和生活背景的不同，各有侧重地进行介绍；应用规范的语言、礼貌的表达，不仅能减少护患纠纷，而且能促使患者对护士产生信赖与尊敬，有助于后续护理工作的顺利开展。

一、把握好入院接待的"第一道门槛"

患者从温馨的家乍一进入病房这个陌生的环境，心情必然十分复杂。把握好入院接待的"第一道门槛"，对以后住院治疗的效果影响很大。护士要为患者留下美好的第一印象，这将是护患交流的良好开端。

首先要为患者建立病案，量血压、测体温、称体重，之后亲自把病人送进病房（对行动不便者要搀扶），告知其床号、生活用具，教会其正确使用呼叫器。

二、把握好入院介绍的时机

入院介绍是建立良好的护患关系的开始，责任护士应该把握好这一契机，首先介绍自己的姓名、职称，说明自己是责任护士，今后的治疗和护理都由自己负责；其次介绍床位、医生和本科室专家的相关情况，说明他们都是有经验、负责任的医生，让患者放下思想包袱；最后对病房的有关制度进行介绍，如查房制度、陪客制度等，让患者尽快适应病区环境。

新入院的患者因其年龄、性别、病情、文化水平方面的差异，他们的表现也有所不同，有的情绪稳定，易于合作；有的则情绪烦躁，不易合作。介绍时应区别对待。

（一）对情绪稳定，易于合作的患者

对于这类患者，在安排好床位后，即可向其介绍病区环境、管床医生、责任护士、宣传病房制度和入院要求等情况；对文化水平较高的患者，送上《入院须知》等文字资料，让其自行阅读。

（二）对急诊入院、病情较重的患者

对急诊入院、病情较重的患者应在实施必要的护理措施和治疗后再进行入院介绍。否则极易引起患者或家属的不满，案例 6-1 中，护士小李对入院介绍的时机把握得就很妥当。

💬 案例 6-1

准确把握入院介绍的时机

患者王某，男，因肠梗阻入院。护士小李在为他做入院介绍时，发现患者表现出不耐烦的神情，于是立即问道："您是不是很难受？"在得到患者肯定的表示后，随即通知医生给予检查，并遵医嘱胃肠减压、补液。待患者情绪稳定后才向其介绍，患者点头应许，欣然接受。

（三）对情绪不够稳定的患者

有的患者因病情反复发作而忧虑重重，情绪十分低落，这种状态的患者的注意力往往是分散的，心理活动也较复杂；有的患者只专注于自己体征和症状的变化上，总想尽快地了解自己的病情；也有的患者，入院后首先注意的是周围环境和床位安排得是否理想等。面对这些患者，责任护士应分析他们的心理反应和需求，分别给予安慰、鼓励，待情绪稳定后再作入院介绍。

（四）对有家人陪同的患者

在对患者进行入院介绍的同时，也不要忽视陪护家属的心理调节，否则家属不仅不能有效地照顾患者，还会增加患者的无助感和罪恶感，使患者更加痛苦。这时，护士应该认真聆听家属的诉求，从中发现某些对患者有利的因素，指导家属做一些有意义的事情，如安排患者复查、查阅与疾病有关的资料、怎样为患者做营养餐、怎样处理突发事件等。

三、入院介绍的内容应有针对性和灵活性

对入院介绍的内容没有必要也不可能统一，应根据患者的不同社会和心理特征，灵活掌握，使之更富有针对性。

（一）准确把握患者的社会特征

患者的文化层次有很大差别，从文盲到高级知识分子各个层次均有；年龄也有幼、少、青、中、老之分；就职业而言，工、农、商、学、兵，各个行业都有。因此，他们的认知水平、生活习惯、对待疾病的态度等也会截然不同，因而向他们介绍的内容，应根据具体情况灵活取舍，不可照本宣科，一成不变。

（二）准确把握患者的心理特征

每个患者都是社会中的一员，都有着特定的社会角色和心理特征。责任护士应对每位患者的病情、精神状况、思想文化修养等有一个大体的了解，机动灵活地变换介绍方式和内容，切忌不顾对象地生搬硬套。

四、入院介绍要注重应用语言技巧

语言是人际交流的重要工具，若运用得体，对患者是灵丹妙药；若运用不当，则可能导致心理性疾病。责任护士在作入院介绍时要注意使用如下语言技巧。

（一）通俗易懂，清楚明确

说话时表情要自然亲切，语言要通俗易懂，掌握好语调、语速，充分利用体态语言增

强沟通效果。切忌说教式的宣传介绍和强制性语言，那种不准干这，不准干那的强制性语言，只会让患者反感。

（二）礼貌规范，灵活机动

护士应该根据患者的年龄、资历、个性、心理特征，调节说话方式和语气。如对急性子的患者要开门见山；对慢性子的患者要娓娓道来；对老年患者要尊重有加；对儿童要直观形象，等等。

（三）富有情感，体现人文关怀

对于心理压力大的患者要提供良好的情感支持，说话要亲切自然，语速可稍快；对于情绪紧张的患者要耐心疏导，语速可缓慢、有停顿，冷静地倾听并及时给予回复，即使再忙也不能冷落患者。使用的句式和语气要考虑患者的感受，如尽量使用"我交代清楚了吗？"来替代"您听懂了吗？"总之，要使护理服务处处体现着人文关怀，让患者一入院就感受到护士服务得"热心"，接待得"诚心"，解释得"耐心"，由衷地感受到护士言谈举止的职业"美"，为创建和谐的护患关系打下良好的基础。

（四）小心告知，避免不良后果

告知通常包括入院制度的告知、入院诊断的告知、治疗及检查的注意事项的告知和催款告知等。医护人员在告知中要掌握一些技巧，如刚入院的患者，因检查较多，对治疗不了解，对环境不熟悉，此时，要提供热情的帮助和耐心的解释；对某些癌症患者，告知诊断时要考虑其心理承受能力，一般先安抚，如"有小部分可能变异的细胞需要进行化疗"，然后再一步一步地让患者接受事实，并给予鼓励："很多人像你一样，经过积极治疗后，都康复出院了。"

五、入院介绍应注意的问题

（一）护士应面带微笑，着装整洁，举止端庄

这样可以使患者产生安全感、被尊重感，使患者愿意接近护士。

（二）护士应熟悉入院介绍的内容

正确的入院介绍内容，包括向患者及家属介绍病区环境、住院规则、探访及陪住等规章制度，以及物品的使用、常规的标本留取方法等。

（三）详尽介绍日常生活细则

患者新入院，除了关心疾病的治疗外，最关心的是基本生活的问题，这时护士可先介绍病区生活设施的情况，如厕所、盥洗间的位置，怎样打开水、就餐，熄灯时间，家属如何探望等。

(四)对患者主动关心，热诚帮助

如在为患者洗脸、剪指甲或打饭时可主动自我介绍："我叫×××，是您的主管护士，在住院期间不管是生活问题或治疗问题，我随时都会给您提供帮助，希望您别客气……"以此获取患者的信任。

(五)向患者介绍他的主管医生

在主管医生第一次查房时，都会对患者作全面细致的检查，教学医院还会对进修生、实习生就该患者所患疾病做系统的病情分析，并介绍治疗方案，这也是患者最想了解的，此时他们注意力最为集中，所以查房一结束，护士可以马上向患者介绍："这就是您的主管医生，叫×××，以后具体的治疗由他负责。"即使在入院介绍时已介绍过，此时不妨再重复一次。

(六)对某些特殊的患者，需向家属做介绍

这里所说的特殊患者，包括婴幼儿患者、神志不清的重症患者以及正处在痛苦时期的患者（如高热不退、腹痛难忍、喘息不止等）。有关他们在住院期间的所有问题，只有向家属及主要的陪护者进行介绍。

🏃 课后练习

活动1 情境模拟

患者杨某，女，20岁，大学生，因急性阑尾炎发作入院治疗。患者之前从未有过住院经历，远离家人，十分担心疾病预后不佳。

针对这名患者的情况，应如何把握入院介绍时机？应着重从哪些方面介绍？

活动2 找问题

一高龄患者因脑出血昏迷收治入院，三位家人匆忙将其抬到护士站。当班护士生气地说："怎么放到这里，抬到病房去呀！"到了病房，该护士对患者家属说："这里不许抽烟，陪护者不能睡病房里的空床……"此时，家属终于按捺不住，向这位护士喊道："你怎么当护士的，有你这么说话的吗？"

请你思考：这位护士的言行存在哪些问题？

活动3 模拟入院介绍

患者张某，男，77岁，离休干部，因患原发性高血压3级，再次入院治疗。该患者脾气暴躁，性格直爽，这是他第三次来同一科室住院治疗。患者让家属找护士打听安排到哪个床位，同室的病友是什么病，是否传染。假设你是他的管床护士，你将如何对该患者进行入院介绍？

第二节　入院评估

学习目标

1. 掌握入院评估的沟通技巧。
2. 以恰当的方式，为患者进行全面的入院评估。

入院评估是护士在患者入院时有目的、有计划、有系统地收集资料的过程，是护理程序的第一步，也是十分关键的一步。从与患者第一次见面时就应开始收集资料信息，对护理对象和相关的事物做一个大致的推断，以便为以后的护理活动提供可靠的依据。收集的内容包括患者的一般资料、生活状况、自理程度、健康检查及心理社会状况等。资料收集得是否完备决定于护患间的沟通交流是否成功，如果资料收集不全，就会影响入院评估的质量和住院后续治疗的效果。

一、入院评估中与患者的交流技巧

（一）专业性的护患面对面交谈

在护理过程中，评估、诊断、计划、执行措施和评价，都必须通过面对面的沟通。通常情况下，护理专业性交谈的完整过程大致分为 4 个阶段：

1. 准备阶段

（1）明确交谈目标，确定交谈所需的时间；

（2）全面了解交谈对象的有关情况；

（3）确定紧扣主题的交谈内容，并列出提纲；

（4）选择交谈的时间、地点和环境；

（5）设计和评估自身的交谈形象和交谈能力；

（6）注意患者的体位、姿势是否舒适，能否坚持较长时间的交谈。

2. 开始阶段

（1）营造相互平等、尊重、信任和理解的沟通气氛。如有礼貌的称呼，主动自我介绍，一般性的问候，提起双方熟悉的人和事，帮助交谈对象采取舒适的体位等。

（2）阐明交谈的目的和细节，所讨论问题的性质，交谈所需的时间等。

（3）告诉患者在交谈过程中，希望他随时提问以澄清需要加深理解的问题。

（4）保持合适的距离、姿势、仪态和眼神接触。

3. 展开阶段

此阶段，护患之间的交谈主要涉及疾病、健康、环境、护理等实质性的内容。主要任务是：

（1）应用交谈技巧，与交谈对象共同探讨他们的身心健康问题；

（2）观察对方的各种非语言表现；

（3）提供帮助，如引导交谈方向，为他们调整不良情感，缓解身心痛苦等；

（4）运用倾听、移情、提问、沉默、重复、告知等沟通技巧强化交谈效果。

4. 结束阶段

（1）以短暂的沉默、整理谈话内容、不展开新话题、安排休息等方法暗示交谈已将结束；

（2）总结交谈的内容和探讨的问题以及目标达成的情况等；

（3）帮助对方调整由于沟通所引起的悲伤、气恼等负面情绪；

（4）对交谈对象表示感谢。

专业性交谈要有记录。如果需要在交谈中边交谈边记录，护士应向患者做必要的解释，以免引起患者不必要的紧张和顾虑。同时，记录的内容要保密。

（二）把握面对面沟通的技巧

1. 因人、因时制宜，说好"开场白"

如何引导病人自然地与你交谈，开场的几句话很重要。要根据不同的场合、不同的时机，对不同的病人采用不同的开场方式。如早上查房时，可向全体病人致以"早上好"；向睡眠不好的病人询问"昨晚睡得怎么样"；又如对新入院的病人，不宜开始就说："现在我来向你宣读住院规则。"这样不仅显得机械、呆板，而且会使病人有一种"受训"的感觉。应首先客气地向病人介绍你自己及主治医生的情况，而后再询问病情及现在的感觉，并根据病人的情况进行评估。

2. 灵活选择提问方式，提高交谈效率

应针对不同的问题，采用不同的提问方式，有的是封闭式的，有的则是开放式的。

封闭式问题的特征是可以用"是"或"不是"等肯定或否定的词语回答，它将患者的应答限制在特定的范围内，特别适用于收集患者资料时的交谈。如"您今天觉得胃部不适，比昨天好些还是差些，还是和昨天一样，还是没什么变化？"患者只能从三个选项中选择一个。

开放式的问题常用"什么""怎么""为什么"等方式发问，它的优点是可以让患者充分回答，以获得详细的资料。如"过几天您就要动手术了，对这次手术您有什么想法？"

3. 澄清模糊信息，强化信息准确性

澄清是对于对方陈述中的一些模糊的、不完整的或不明确的语言提出疑问，以求得更

具体、更明确的回答。澄清有助于找出问题的原因，有助于增强信息的准确性，不仅能使护理人员更好地理解患者，还可以使患者更好地了解自己。

澄清时常常采用的说法如："请再说一遍，"我还是不太明白，请您再说清楚一点""我没有完全理解您的意思，您能不能具体告诉我……""根据我的理解，您的意思是不是……"。

4. 恰当沉默，适时打破冷场

在交谈中恰当地运用沉默，也是一种很有用的技巧。沉默可以给沟通双方时间进行考虑；可以使病人感到医护人员是真正用心在听。但是，不恰当地运用沉默，也会使对方认为是不耐烦的表现，故要谨慎使用。

5. 巧转话题，适时结束谈话

有些患者自我意识过强，纠缠在一个话题上没完没了，如硬性打断，会引起患者的不快，听其讲下去，则影响护理工作。这时，医护人员就要灵活应变，巧妙地将话语转移到一个简单的话题上去，争取"速战速决"，尽快结束谈话；如仍不奏效可以礼貌地说："您该休息一会儿了，我们以后再谈。"总之，以不过分伤害患者的自尊心为度。

二、入院评估中的要求

（一）有礼貌的称呼

称呼是沟通交流的起点，对患者恰当的称呼，是建立良好护患关系的开始。称呼得体，会给患者以良好的第一印象，并能让患者及家属感到护士对他们的关注与尊重，有利于消除患者及家属对陌生环境的恐惧感。由于医疗工作的特殊性，称呼患者一般以全名开头，后面附以同志、先生、小姐、大伯、大爷、师傅、老师、校长、局长、书记等尊称，使对方在心理上产生认同，在情感上予以接纳。与此同时，主动介绍自己的姓名，以取得患者的信任与合作。共同营造一个安静、舒适、融洽的交谈环境和气氛。

（二）全神贯注

护士与患者交谈时，应认真耐心倾听患者的主诉，与患者目光平视，准确地理解患者所表达的信息与情感以及对健康问题的反应。在倾听过程中，不要轻易打断对方的谈话，不要急于作出判断。根据患者的情绪、表情等给予适当的反应，如示以点头、接受的目光、轻微的应答等。在不违反院规、不影响治疗的前提下，尽量

> 在沟通的各项功能中，最重要的莫过于倾听的能力。
> ——戴尔·卡耐基(美)

满足他们的要求。理解同情患者患病后的感受，给予心理上的慰藉和支持，以减轻他们的孤独感，使患者安心住院治疗。

（三）注重情感交流

护士与患者交谈时，在获取资料与信息的同时，应给患者以同情和体贴，理解他们的

痛苦与需要，分担他们的不安与苦恼，设身处地为患者着想，体谅患者生病住院后的心理及行为表现。患者入院后情绪容易激动，对周围的一切很敏感，常从护士的言行及面部表情等方面来猜测自己的病情，对此，护士应予理解和谅解，要以饱满的热情、认真负责的态度对待患者。对他们的意见和要求，只要有理且又为条件所允许，都应尽量满足；即便是无理的，也不要轻易指责患者，而应讲清情况，说明道理，做到"忠言不逆耳"，有话好好说。凡事先请后谢，评估过程中应对患者嘘寒问暖，处处细心照顾，如测血压时，关好门窗，帮助患者穿脱衣服，帮助患者将鞋放好等，让患者体会到护士的关爱。评估病情时如涉及隐私，应单独询问；做护理体查时，尽量减少身体的暴露。

（四）灵活运用问话方式

问话的方式直接影响入院评估的效果，如当问及患者的饮食、睡眠、休息、大小便时，若直接问："您的饮食、睡眠、休息、大小便状况如何？"所得到的资料可能是片面的或不确切的，而换一种方式问："这次发病后，您在饮食、睡眠、休息、大小便等方面，与上次发病前有哪些不同？"这比护士反复询问后再进行间接比较要准确、真实得多。再如评估患者不良生活方式或行为时，不能只问患者现在是否吸烟、喝酒，因为有的患者只是在发病后才不吸烟、喝酒的，他可能会随口回答："不"，而应采用回顾性的口气问："您曾经吸过烟吗？常喝酒吗？"另外，与患者交谈时，一次只宜提一个问题，且问题要简单清楚，便于患者有重点地回答问题，不要问得过急，让患者有思索和理解的时间。

三、重视心理、社会方面的评估沟通

在对患者进行心理、社会方面的评估时，若直接问及患者住院后的心理感受，大多数患者的回答也许只是"没什么"或"我不想住院"。这些回答无疑给准确评估造成了困难，难以确定患者是否进入了患者角色和应激。这时，护士应考虑到东方人的含蓄性格和患病后的复杂心理，宜采用间接询问并结合观察法和分析法来进行评估。主动关心患者，通过谈家常来了解他们的后顾之忧，协同家属共同帮助患者解除思想顾虑，尽快进入患者角色。当患者确信护士对他们的关心是真诚的时，就会讲出心里话，也会更加信任护士，护患关系就会更加和谐。总之，社会、心理评估是否准确，关键在于护士是否是从关心患者的角度来进行的。护士必须提高自身的素质，扩大知识面，不但要具备临床专业知识，还要有社会、心理方面的知识。根据患者的需要，进行健康教育，如对少尿患者要限制香蕉、柑橘等高钾食物的摄入；对高血压患者则要求他们学会控制情绪等。

关于危险活动项目的评估，应与患者的病种、病情联系起来。这里所说的危险活动项目是指相对于患者病情来说有危险的活动。因此，不同患者"参与危险活动项目"的内容也不同。如高血压患者，要询问他们是否从事紧张的脑力劳动，有无长时间打麻将的爱好等。又如对于心脏病患者，对于年轻的患者要询问是否在从事重体力劳动，对老年男患者要询问是否常参加超过耐受力的体育锻炼，对老年女患者要询问是否操持过重的家务劳动等。

四、评估时不要忽视某些细节和特例

为使评估全面、准确，在进行入院评估时，不要忽视某些细节和特例。如对女性患者，也不能忽视询问是否有吸烟、饮酒史。曾有一老年女患者从 16 岁开始吸烟，吸烟史有近 50 年。因护士及时进行健康教育，4 个月后，患者再次入院时，她已完全把烟戒掉。此外，不要忽视细节问题。曾有一位"急性肾小球肾炎"的女患者上避孕环后经常腰痛，而患者认为这一现象属于上环后的正常反应，故未向医生诉说，护士在与其进行入院评估沟通时，发现了这一情况，遂细心询问这一症状发生的时间、伴随症状等，并及时向主管医生反映。这一细节对患者以后的诊断、治疗提供了很有价值的依据。又如一位老大娘不安心住院，经过耐心询问，得知她有一个痴呆儿子无人照顾。护士遂与她的女儿取得联系，同时寻求她所在居委会的帮助，使其得以安心住院。

 课后练习

活动 1 在护理过程中，以下这些话你是否讲过，或者听到过？

1. 既然你不合作，就请出院好了。
2. 既然你不相信我，就不要来找我。
3. 我已经讲得很清楚了，输不输氧（液）你自己决定。
4. 你老婆都得肺癌了，你还吸烟。
5. 不要紧，死不了。
6. 不满意，你去告呀！告到哪里也不怕。
7. 别啰唆，快点讲。
8. 你们这样犹豫不决，延误了治疗时机谁负责？
9. 怎么拖到现在才来看医生，已经太迟了。
10. 有你们这样照顾病人的吗？
11. 不知道，问别人去。

提示：

临床上有的护士在与患者交谈时，态度生硬，表情淡漠，连珠式的质问，使患者有受审讯的感觉，极易引起患者对护士的抵触心理，甚而导致护患纠纷。想一想，如何才能从根本上消除这些不良现象？

活动 2 请参考下列资料内容，模拟完成一次患者入院护理评估沟通。

患者入院护理评估单

姓名：<u>张亮</u>　　床号：<u>15</u>　　科别：<u>内科</u>　　病室：<u>5</u>
住院号：<u>62583</u>
（一）一般资料

姓名：张亮　　性别：男　　年龄：53　　职业：教师　　民族：汉

籍贯：河南　　婚姻：已婚　　文化程度：大学　　宗教信仰：无

联系地址：仁和小区 8－3－202　　联系人：李霞　　电话：12345678

主管医师：赵凯　　护士：王英　　收集资料时间：2013.11.25.3pm

入院时间：2013.11.25.2pm　　入院方式：步行　扶行　轮椅　平车√

入院医疗诊断：　急性广泛前壁心肌梗死

入院原因（主诉和简要病史）：　心前区持续疼痛 2 h，有濒死感，出冷汗，舌下含化消心痛，疼痛仍不缓解。

既往史：冠心病

过敏史：无√　　有（药物＿＿＿＿食物＿＿＿＿其他＿＿＿＿）

家族史：高血压病√、冠心病、糖尿病、＿＿＿＿肿瘤、癫痫、精神病、＿＿＿＿传染病、＿＿＿＿遗传病、其他＿＿＿＿＿＿＿＿＿＿

（二）生活状况及自理程度

1. 饮食

基本膳食：普食　软饭√　半流质　流质　禁食

食欲：正常√　增加　亢进＿＿＿天/周/月　下降/厌食＿＿＿＿天/周/月

近期体重变化：无√　增加/下降＿＿＿kg/＿＿＿月（原因＿＿＿＿＿＿＿＿＿＿＿）

其他＿＿＿＿＿＿＿＿＿＿＿＿＿＿＿

2. 睡眠/休息

休息后体力是否容易恢复：是√　　否（原因＿＿＿＿＿＿＿＿＿＿＿＿＿＿）

睡眠：正常　入睡困难　易醒　早醒　多梦　噩梦　失眠√

辅助睡眠：无　药物　其他方法

其他＿＿＿＿＿＿＿＿＿＿＿＿＿＿＿

3. 排泄

排便：＿1＿次/天　性状　正常√/便秘/腹泻/便失禁　造瘘

排尿：＿5＿次/天　颜色：＿黄＿　性状：＿透明＿　尿量：1800 mL/24 h　尿失禁

4. 烟酒嗜好

吸烟：无　偶尔吸烟　经常吸烟√　15　年　20 支/天　已戒＿＿＿年

饮酒/酗酒：无　偶尔饮酒　经常饮酒√＿10＿年＿250＿mL/天　已戒＿＿＿年

5. 活动

自理：全部　障碍（进食　沐浴/卫生√　穿着/修饰　如厕√）

步态：稳√　不稳（原因＿＿＿＿＿＿＿＿＿＿＿＿＿＿＿＿）

医疗/疾病限制：医嘱卧床√　持续静滴　石膏固定　牵引　瘫痪

6. 其他＿＿＿＿＿＿＿＿＿＿＿＿＿＿＿＿＿

（三）体格检查

T＿37＿℃　P＿112＿次/min　R＿28＿次/min　BP＿92/65＿mmHg（kPa）

身高：＿178＿cm　　体重：＿85＿kg

1. 神经系统

意识状态：清醒√　　意识模糊　　嗜睡　　谵妄　　昏迷

语言表达：清醒√　　含糊　　语言困难　　失语

定向能力：准确√　　障碍（自我　时间　地点　人物）

2. 皮肤黏膜

皮肤颜色：正常√　　　潮红　　苍白　　发绀　　黄染

皮肤湿度：正常　　干燥　　潮湿　　多汗√

皮肤温度：温√　　凉　　热

皮肤湿度：正常　　干燥　　潮湿　　多汗√

完整性：完整√　皮疹　　出血点　　其他

褥疮（Ⅰ/Ⅱ/Ⅲ度）（部位/范围_____）

口腔黏膜：正常√　充血　　出血点　　糜烂溃疡　　疱疹　　白斑

其他：_____

3. 呼吸系统

呼吸方式：自主呼吸√　　机械呼吸

节律：规则√　　异常　　频率__28__次/min　深浅度：正常√　深　浅

呼吸困难：无√　轻度　　中度　　重度

咳嗽：无√　有

痰：无√容易咳出　不易咳出　痰（色_____量_____黏稠度_____）

其他：_____

4. 循环系统

心律：规则　　心律不齐√　　　心率__112__次/min

水肿：无√　　有（部位/程度_____）

其他：_____

5. 消化系统

胃肠道症状：恶心　呕吐（颜色_____性质_____次数_____总量_____）

　　　　　　　　嗳气　反酸　烧灼感　腹痛（部位/性质_____）

腹部：软√　肌紧张　压痛/反跳痛　可触及包块（部位/性质_____）

腹水（腹围_____cm）

其他：_____

6. 生殖系统

月经：正常　　紊乱　　痛经　　月经量过多　　绝经

其他：_____

7. 认知/感受

疼痛：无　有√　部位/性质_____心前区、压榨性_____

视力：正常√　　远/近视　　失明（左/右/双侧）

听力：正常√　　耳鸣　重听　耳聋（左/右/双侧）

触觉：正常√　　障碍（部位_____）

嗅觉：正常√　　减弱　　　缺失

思维过程：正常　注意力分散√　远/近期记忆力下降　　思维混乱

其他：_____

（四）心理社会方面

1. 情绪状态　镇静　易激动　焦虑　恐惧√　悲哀　无反应

2. 就业状态　固定职业√　丧失劳动力　失业　待业

3. 沟通　希望与更多的人交往√　语言交流障碍　不愿与人交往

4. 医疗费用来源　自费　劳保　公费　医疗保险√　其他

5. 与亲友关系　和睦√　冷淡　紧张

6. 遇到困难最愿向谁倾诉　父母　配偶√　子女　其他

活动 3　你的入院护理评估成功吗？

1. 自我检查评估

你的入院护理评估完成了吗？效果如何？运用了哪些技巧？

2. 同伴互助评估

小组成员感受到护士的关心、负责和尊重了吗？评估过程有障碍吗？

3. 教师点评

（1）能否做到有效沟通？

（2）能否根据情境正确选用问话的方式？

（3）评估是否认真、仔细？是否重视心理、社会的评估？

> 患者入院"八个一"
>
> 一个热情的问候
>
> 一个亲切的称呼
>
> 一张真诚的笑脸
>
> 一张整洁的病床
>
> 一杯温热的开水
>
> 一次耐心周到的入院介绍
>
> 一次准确规范的入院评估

第七章　母婴护理沟通

+++++++++++++++++++++++++++++++ 导　语 +++++++++++++++++++++++++++++++++++

　　母婴护理关系到母亲和婴儿两代人的健康平安，关系到千家万户的幸福。随着社会的发展，母婴的护理需求越来越大，人们对孕产妇、婴儿健康的要求，已经开始从丰富的物质供应、谨慎的生理呵护，转向注重心灵的沟通、心理的调适及科学育儿方法的传授。这就需要护士在专业理论的指导下，熟练地运用沟通技巧向孕产妇及其家属传播科学的健康观、生育观、育儿观和保健观，使她们能主动接受护理，与医生和护士密切合作。

第一节　妊娠期的护理沟通

 学习目标

　　1. 根据孕妇的心理特点和需要进行沟通。
　　2. 消除孕妇对胎儿及自身健康的担忧。
　　3. 帮助孕妇树立正确的、科学的生育观念。

　　生一个健康、聪明的宝宝是每一个家庭的共同愿望。通过孕期检查，护士应了解孕期母婴的健康状况，及时发现和消除影响胎儿发育的不利因素，让准妈妈度过安全孕期，生一个健康、聪明的宝宝。

　　此阶段，护士应用恰当的称呼、亲切的态度，来获取孕妇的基本资料，辨析孕妇的心理特征，把握及运用使孕妇情绪放松的沟通方式，消除孕妇对陌生环境的戒备和不安心理，使孕妇能始终保持良好的情绪。

一、给予温暖

　　给予温暖主要是通过非语言行为来完成的。护士以亲切的微笑、和善的目光、亲近而又不亲密的距离来表达对孕妇的真诚关心，给孕妇以亲切温暖的感觉，从而迅速拉近彼此间的心理距离，增强信任感，营造和谐、温馨的待产氛围。

二、分享情感

妊娠期是女性一生中的特殊阶段。进入孕期的女人，几乎将全部的情感和精力，都倾注到腹中那个正在孕育的小生命身上。护士应与孕妇在相互信任的基础上实现情感性沟通，学会表达和分享彼此的情感、愿望，满足孕妇心理上的自豪和骄傲感。但另一方面，孕妇的孤独感也很常见，对这类孕妇，可鼓励她们多参加一些准父母培训班之类的活动，让她们在学习过程中认识新朋友，分享和讨论怀孕的体会和感受。这种因怀孕而结缘的关系通常在产后仍能持续很久。

三、明确目的

明确沟通目的，可以确保整个沟通过程能紧扣主题，从而收到预期效果。孕妇向护士寻求专业性指导和帮助时，护士应针对孕妇的需要或存在的问题，提供解决方法。如案例7-1中护士小王与孕妇陈女士就如何进行胎教的问题进行了成功的沟通。正常情况下，孕妇到第12～16孕周时会出现第一次胎动。这标志着胎儿的中枢神经系统已经分化完成；同时胎儿的听力、视力开始迅速发育，对来自外界的声音、光线、触动等单一刺激反应更为敏感。此时给胎儿各感觉器官适时、适度的良性刺激，能促使其发育得更好。比如，为促进胎儿听觉、触觉的发育，护士可采用口头的、书面的、影像的或其他辅助方式与之沟通。

四、重视非语言沟通方式的应用

应用非语言的沟通方式，以体贴入微的动作，来缓解孕妇可能产生的紧张和恐惧心理，尤其当发现胎位不正、羊水不够或脐带缠绕等异常问题时，护士倘若流露出紧张的情绪，会给孕妇带来很大的心理压力，此时，护士应根据不同情况协助医生对其做出正确处理。

五、谨慎回答孕妇的提问

怀孕期间，准父母充满期待和疑惑，他们希望得知的是非常明确的"是"或"不是"的答案，但对于胎儿来说，有些状况和某些阶段是很难有明确的答案的。护士应该谨慎回答他们的一些提问，诸如胎儿的性别、智力、有无缺陷等问题，护士不能也不应该贸然做出回答。

案例 7-1

就如何胎教与孕妇进行沟通

"80后"的陈女士是位怀孕15周的准妈妈。她今天来到产科咨询如何进行胎教，护士小王接待了她。只见小王面带微笑，见到陈女士即主动上前，身体略微前倾，与陈女士进行了如下一席对话：

"陈姐，你今天脸色不错，精神也好，比上次来的时候状态好多了。"

"是的，我现在能吃能睡。重要的是我的宝宝会动了，昨天还踢我呢。我听说有胎动了就应该做胎教，我今天来主要就是咨询这个问题的。"

"恭喜你，你宝宝已经发育到进行胎教的最佳时机了！你今天来得真及时，我们医院正好办了个孕妇学校，已经有十几位准妈妈学生了！来，你们先交流一会儿。"

护士小王一边扶着陈女士进入诊室一边向大家说道："欢迎我们的新同学陈女士！"室内响起一阵掌声。

接着小王开始了有关胎教知识的宣传讲解，并播放了有关视频。

陈女士问道："这些活动可以让孩子的爸爸一起参加吗？"

小王笑着说："当然啦，可让未来的爸爸与胎儿对话，把胎儿作为听众，与他聊天、讲故事、朗诵诗歌，还可以播放优美抒情的音乐，但应避免高频率音乐对胎儿听力造成的不良影响。"

接着小王又说道："实现与胎儿的触摸沟通，可以轻轻拍打和抚摸孕妇腹部，与胎儿在宫内的活动相呼应、相配合，使胎儿对此有所感觉；通过胎儿反射性的躯体蠕动，促进其大脑功能的协调发育，尤其有助于孩子未来动作的灵活性与协调性。"

最后小王总结道："胎教要有计划地、科学地进行，我们根据你的情况来制定一个胎教计划吧！"

陈女士应道："哦，太好了！原来胎教也可以在家里进行的。谢谢你！"

课后练习

活动1　案例分析

案例7-2

某产科护士与一位孕妇的一段交谈

护士："您以前怀过孕吗？"

孕妇："我第一个孩子是死胎，但愿这次怀孕不会像上次那样。"

护士："不会吧，这样的不幸不会在您身上再次发生。"

孕妇："我很担心！"

护士："不要担心！好了，我们来谈谈您怀孕期间的饮食问题。这期间您应多吃富含蛋白质的食物，如牛奶、鸡蛋等。"

孕妇："我对牛奶过敏，也很讨厌牛奶的腥味，所以我从不喝牛奶！"

护士："那是不对的，您每天应喝500 mL牛奶。"

以小组为单位就这一典型案例进行讨论：

1. 护士引出了孕妇的一个怎样的话题？护士的说法能使该孕妇的压抑和焦虑的情绪有所改善吗？

2. 你认为护士给予孕妇的保证是恰当的吗？"这样的不幸不会在您身上再次发生"这句话会让孕妇产生怎样的心理感受？

3. 护士对孕妇不喝牛奶的反应可能会产生什么效果？

活动 2　角色扮演

以上述典型情景为例，为"准妈妈"作一次孕期饮食指导。

提示：

1. 收集信息：通过开放式提问获得全面的资料，建立融洽的沟通气氛，如当孕妇说："牛奶很腥，我从不喝牛奶"时，可以进一步提问："那么，您最喜欢吃什么？"

2. 主要问题：帮助对方抓住重点，不要离题，在对方描述的基础上，适当加以引导，如"您说您对牛奶过敏，能否说说有哪些过敏症状？"

3. 提供信息：强调信息的准确性，以简单明了的方式进行指导，为了使对方易于接受和理解，可用口头的、书面的或其他辅助方式。

活动 3　联系与妊娠期孕妇沟通

类似下面一些话，是护士小钱与妊娠期孕妇小杨常常提到的。你认为小钱的话对吗？为什么？

1. "小杨，刚才医生为您做了检查，您能够顺产。分娩是正常的生理过程，您不必担心，在分娩时您的丈夫或亲属和我们的'导乐'会同时陪伴在您的身边。"

2. "小杨，我给您听过胎心，在正常范围。每天 3 次数胎动可别忘可哦，您如感觉胎动减慢或增快，随时按铃告诉我们，以便进一步检测，采取措施，防止胎儿缺氧。"

3. "小杨，我们根据医嘱给您吸入氧气 20 分钟。另外，您睡觉时尽量采取左侧卧位，这对胎儿有好处。适当运动对顺利分娩很重要，每天下午可在走廊或院内花园里散散步。"

4. "小杨，您要多吃些高蛋白食物，如肉类、牛奶等，同时还要多吃蔬菜和水果，以增强体质，有助于分娩。"

5. "小杨，您的家人可以陪护，但不要太多。闲暇时可以看看电视、报纸、画报，听听轻音乐，始终保持良好心情。"

6. "孕妇期阴道见红、分泌物增多、腹痛、这些都是临产的先兆。您一旦出现上述情况要及时告诉我们。如有不自主的小便样的水流出来也要告诉我们。当然，我们会经常到您身边了解情况，有何需求可按呼叫器通知。"

7. "母乳营养丰富、温度适宜、方便卫生，是婴儿最理想的食品；另一方面，母亲为孩子亲自喂奶，能增进母子感情，且能帮助子宫收缩、减少产后出血。所以建议您创造条件，做好用母乳喂养的准备。"

第二节　分娩期的护理沟通

学习目标

1. 掌握与分娩期产妇沟通的技巧。
2. 能通过沟通减轻产妇的焦虑程度及分娩时的不适。

一、分娩期沟通的特点

（一）准妈妈们的心理复杂

每一位即将分娩的孕妇，她的心情都是十分复杂的，既有幸福的向往和期盼，又有痛苦的焦虑和不安，其中以初产妇的反应更为强烈。尽管当前的妇产科技术和设备已相当成熟、完善，但来自社会和产妇自身等诸多因素，依然对产妇的情绪有相当大的影响。她们顾虑孩子是否健康，性别是否符合自己的期望，能否顺利分娩，分娩时是否疼痛，是否会发生意外，所有这些无时无刻不在困扰着她们。

（二）分娩期的高风险性

产科的医护活动具有很高的风险性，一些危重症状往往没有先兆，病情复杂，变化快速。医护人员必须充分了解患者的病情，做出正确判断，并与患者和家属进行充分沟通，以及时采取积极有效的措施；否则，可能贻误最佳治疗时机，造成不可挽回的严重后果。

（三）容易形成医患纠纷

分娩是考验护患关系的风口浪尖。一般来说，孕产妇和家属非常依赖医护人员，但稍有意外又非常容易迁怒于医护人员。产妇生产时的情况复杂多变，如脐带脱垂、子宫破裂、羊水栓塞、产后出血等，都是常见的突发症状，往往对母婴产生严重危害。倘若与产妇和家属沟通不良，极易造成医患纠纷。近年来，妇产科医患纠纷呈现大幅上升的趋势。由于妇产科的医患纠纷涉及孕产妇、新生儿这些受保护群体，因而特别容易引起大众关注，造成社会影响。

二、分娩期沟通的内容和要求

(一) 了解产妇状况

护士应通过产妇的语言、姿势、感知水平及不适，正确评估她们分娩前的心理状态，鼓励孕妇提问，发现错误认识及时予以纠正。针对孕妇焦虑和恐惧情绪，给予恰当的心理支持。研究表明，产妇的性格特征、文化背景、知识水平、社会环境、个人经历等都是分娩时影响产妇心理状态的因素。因此，护士要详细而具体地收集产妇的资料，如已为分娩做了哪些准备？如何知道自己将要分娩了？分娩过程中希望谁陪伴在自己的身边？现在还有哪些顾虑？只有掌握了这些资料，才能更好地为他们提供个性化的护理服务。

(二) 宣讲科学的分娩常识

有针对性地对产妇进行分娩知识宣教。对于害怕疼痛、要求剖宫产的产妇，向其耐心解释分娩的机制，说明产生疼痛的生理基础和减轻疼痛的方法。通过护患之间良好的沟通交流，使产妇认识到分娩是一个正常的、自然的、健康的生理过程，能够正确对待分娩阵痛，认识自然分娩的好处，从而愉快地接受自然分娩。

(三) 产妇的心理安抚

临产孕妇过分的恐惧、紧张、焦急、烦躁等，常会导致宫缩乏力、产程延长、胎儿窘迫，甚至产后大出血等不良反应。因此，针对产妇的社会角色、性格、文化素质等特点，一方面要正确运用艺术性语言给予鼓励、安抚与陪伴，以减轻产妇的疼痛；另一方面，在进行检查时，手法应准确、轻柔、熟练，必要时将检查结果主动告诉产妇，使她们感到受尊重，受重视，以增强信心，把顾虑、恐惧的心情转移到积极行为中，以最佳的心态迎接分娩的到来。

(四) 产程当中的沟通

1. 产前沟通与指导

第一产程潜伏期，宫缩刚刚开始，产妇进入待产室，绝大多数产妇常表现为紧张、焦虑、恐惧不安。这时，护士应理解和接受产妇的表现并表示同情，尊重其主观感觉，主动介绍产房环境，让她们尽快适应环境，减轻紧张情绪。此时，产妇精力尚充沛，应多与产妇进行语言沟通，一方面倾听她们的感受和想法，另一面使用通俗易懂的语言回答产妇的问题，把理解、鼓励和关注之情传达给产妇，使她们树立信心并对护士产生极大的信任感。

2. 产时沟通与指导

(1) 在第一产程中，频繁而剧烈的宫缩，会使产妇变得烦躁不安，紧张恐惧，甚至失去理性，出现幼稚行为及不合作的态度。在这种情况下，对产妇恰当使用非语言沟通技巧，往往能收到较好的效果。如给产妇擦擦汗，轻轻抚摸产妇的头部，紧握产妇的双手等，都能有效地缓解她们的痛苦。还可根据产妇的不同喜好，播放不同类型的乐曲，舒缓或欢快的音乐对安抚她们的情绪往往有良好的效果。

（2）进入第二产程，指导产妇配合宫缩屏气用力，正确使用腹压，对采取的助产措施耐心解释，让产妇理解并主动配合，对她们的点滴进步及时给予肯定和鼓励，并注意多运用情感交流如微笑的表情、目光的接触等，将产程进展及胎儿情况随时告知产妇，使其在知情、无顾虑的情况下结束分娩，分娩后向产妇及时祝贺。

3. 产后沟通与指导

胎儿娩出后，产妇如释重负，身心俱疲，应及时对产妇的表现给予肯定和表扬；同时指导产妇尽早与婴儿的皮肤接触，让婴儿尽早学会吸吮。另外，提醒产妇及时排尿，预防产后尿潴留。

（五）取得家人的关爱和支持

良好的支持系统尤其是家人的支持会增强产妇的信心，减轻其焦虑程度。经验表明，有家人陪伴的产妇，产程持续的时间相对较短，手术产几率也相对较低。因此，应鼓励家人为孕产妇提供更多的关爱和支持。

（六）突发情况下的沟通

分娩过程中，脐带脱垂、子宫破裂、羊水栓塞、产后出血等产科并发症，都是突然出现的，往往对母婴产生严重危害。在这争分夺秒的抢救过程中，医护人员与产妇及家属间的沟通技巧更显重要。此时的沟通应言简意赅、重点突出，往往只需一个手势或一个眼神，就能使对方使其充分理解、默契配合，共同争取抢救的成功。当然，这一切都要建立在之前已进行了成功沟通的基础之上。

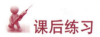

课后练习

活动 1　案例分析

🏷 **案例 7-3**

与分娩产妇的一次成功沟通

孕妇李大姐在家人陪伴下来到病房，护士小陈热情接待，主动将她搀扶到病床上休息，以和蔼的态度与孕妇交谈了起来。

"李大姐，您好！欢迎来到我科分娩，感谢您对我们的信任，您有什么要求请对我说，我会尽力帮助您的。"

"好的，说心里话，来到医院的心情既高兴又有些担忧，我害怕分娩时太疼痛，担心腹中的孩子能否顺利分娩……"

"分娩是一个自然的生理过程，分娩期疼痛与许多因素有关，您可能听到一些来自社会上对分娩的不正确传言，加上对分娩缺乏科学认识，因此觉得分娩比想象的痛苦。其实，确保分娩安全、减轻分娩痛苦也是医生、护士共同关注的问题，我们会选择安全、迅速、有效的镇痛方式，配合使用一些应对技巧，能够显著减轻分娩时的痛苦和不适；如果您能保持良好的心态，效果将更好。"

"我有一个朋友分娩时难产，所以特别担心自己能否顺产。"

"您在产前的一系列检查，表明您的胎位正常，整个妊娠过程较为顺利，没有产生高血压、水肿或其他不适。这说明您和胎儿的健康状况均不错，对自己要有信心啊！现在产房有医生、助产士守护在您身边，他们的技术都是一流的，将会在分娩过程中对您进行正确的帮助和指导，如果有什么情况，将及时与您家人取得联系。"

孕妇微笑着点点头，说："我信任你们，我会积极配合的。"

以小组为单位讨论分析案例7-3：

1. 孕妇李大姐入院时的心态怎样？她为什么对分娩有担忧？
2. 孕妇李大姐主要担忧的是什么问题？
3. 护士小陈为什么能很快地消除李大姐的顾虑，你认为这次沟通成功的主要因素有哪些？

活动2 案例分析

案例7-4

与分娩时产妇的沟通

产妇小杨出现规律的宫缩，呻吟不止，辗转难安，不断询问助产士小王还要多久才能分娩。下面是小王对小杨说的一番话：

"小杨，你很快就要见到可爱的宝宝了。我是你的'导乐'，我和你的亲属会一直陪伴在你的身边。只要你和我们积极配合，分娩会很顺利的。来，让我握着你的手，让我们一起努力！"（王护士一手揉着产妇的腰部，一手握住产妇的手）

"哟，出了这么多的汗，做妈妈是不容易的。来，擦擦汗！"（王护士为产妇擦去脸上、额头、身上的汗）

"小杨，麻醉师给你做了硬膜外麻醉，一会儿宫缩痛就会好多了。"

"小杨，趁现在不痛的时候，吃点面包，喝点儿水，再吃些你爱人给你准备的巧克力，你妈妈给准备的桂圆汤，补充体力。"

"小杨，给你吸入氧气，防止胎儿心率变化。刚才我给你做了检查，你的宫口开得大有进展，血压、胎心率正常。宫缩时你做深呼吸，我来给你按摩腹部、腰部。"

"小杨，你的宫口已开全，宝宝就要出生了，你很勇敢，请继续屏气、用力，我准备给你接生。"

"小杨，听到宝宝洪亮的哭声了吧，来看看你可爱的宝宝，他很健康。您现在很累了，可以闭上眼睛休息一会儿，两小时后我护送你回休养室。如有什么不适及时告诉我！"

产妇小杨脸上带着幸福的笑容，疲惫地闭上眼睛睡着了。

以小组为单位，讨论分析案例7-4：

1. 产妇小杨分娩时的状态是怎样的？

2. 护士小王应用了哪些非语言沟通技巧？这些技巧的作用如何？

3. 为什么说护士小王与分娩期产妇的沟通很成功？成功的主要因素有哪些？

活动3　角色扮演

一位高龄产妇即将分娩，因是头胎，没有生育的经历，心情格外紧张，出现心律不齐、冒虚汗和呼吸急促等现象，请你尝试与她进行分娩前的沟通。

第三节　产褥期的护理沟通

 学习目标

1. 能够根据产褥期妇女的特点，实施有效的沟通技巧。

2. 对产妇及其家属进行有效的健康教育，向他们传授产后个人保健及育儿方法。

3. 通过沟通，了解产妇的心理状态，及时发现和预防抑郁症。

产妇能否顺利度过产褥期，尽快适应分娩后的生活，不仅对产妇的身心健康至关重要，而且对婴儿的身心发育也会产生重要的影响。产褥期的妇女由于产后体内激素水平的急剧下降而变得比较敏感，易与丈夫及家人发生矛盾，以致影响自身情绪。另外，哺喂和照料婴儿的种种负担也常使她们感到身心俱疲。因此，产科护士在各项护理活动中要通过有效沟通，掌握产妇和婴儿的身心状况，采用语言和非语言沟通技巧及规范的护理操作，适时进行健康教育，帮助产妇提高对宝宝的护理和养育能力。

一、产褥期的沟通要点

美国心理学家 Rubin 根据产褥期妇女不同时段心身特点的差异，将产褥期划分为依赖期、依赖—独立期和独立期三个阶段，每一个时期的沟通特点如下。

（一）依赖期的沟通

产妇在分娩后1～3天内心理较为脆弱，她们常因与婴儿间的种种不协调而十分焦虑，对自己喂养、护理新生儿缺乏足够的信心，很多的需求都是靠别人来满足的。因此，在与其沟通时要注意做到以下几点。

1. 认真倾听

认真倾听产妇的倾诉，了解产妇的需要和所关心的问题。

2. 提供信息

有的放矢地为产妇提供适宜的信息，增强产妇的信心，使产妇感到亲切和安慰。

3. 解释及鼓励

在产褥期的护理过程中，鼓励产妇参与各项有益活动，充分调动产妇的主观能动性，也许一句"瞧，您的宝宝吸吮得多有力啊！"能唤起产妇强烈的母爱，激发产妇护理婴儿的强烈愿望，并乐于接受和采纳护士的建议和指导。

（二）依赖—独立期的沟通

产妇在分娩后 4～30 天的这一阶段中，产妇容易产生抑郁情绪，严重者甚至发展为产后抑郁症。如何帮助产妇顺利度过这一时期，要特别做到以下几点。

1. 细致观察

细心、认真观察产妇的非语言表现，如有无过度兴奋、激动、紧张、急躁、战栗等行为表现，以正确评价产妇的情绪和态度变化。

2. 经常交谈

分娩后，产妇的个人保健和正确的育儿方法是产妇及家属最关注的两件大事，也是健康教育的主要内容。通过经常与产妇谈心及开放式的提问，了解产妇对个人保健和育儿知识有哪些需求，采用多种形式满足不同文化层次的年轻父母对育儿知识的渴求。

3. 耐心指导

耐心指导并帮助产妇护理和喂养自己的孩子，提高产妇的自信心和自尊感，接纳孩子，也接纳自己。护士要深入浅出、不厌其烦地为产妇讲解并示范，如指导产妇正确掌握各种不同的哺乳姿势，学会判别婴儿的哭声，正确为孩子换尿布等。

4. 鼓励家属积极配合

来自家属尤其是丈夫的关爱和支持，对于产妇来说至关重要，有助于产妇以乐观、积极的心态顺利地度过产褥期。因此，争取家庭的配合也是产褥期护理沟通中不可忽视的一环。

（三）独立期的沟通

产妇产后 30 天便进入了独立期，其后可以通过电话随访、家庭访视、产后复查等方式，帮助产妇处理好各种难题。

二、产后抑郁的预防及识别

（一）警惕产后抑郁表现

产褥期不仅是产妇身体逐渐恢复的时期，也是心理调适的重要时期，如果说分娩是惊涛骇浪，产后则是平静的港湾。这样的平静，会使医护人员的警惕性松懈下来，产妇和家人由于注意力一致转向新生儿，也放松了警惕。然而，此时却是产妇情绪障碍的高发期之一。相关研究表明，10%～85%产妇在产后 10 天内情绪低落，且在第 3～5 天中达到顶峰，表现为情绪波动、易激惹、悲伤、疲劳、惶恐等；分娩后 4 周内产后抑郁症患病率达到 6.5%～15%。抑郁症可导致母婴关系不良、婴儿喂养以及教育困难，同时也使产妇自身难以接受适当的产后指导。更有甚者，孩子远期精神疾病风险也会增加。因此，医护人员仍然要高度关注产后妇女，不仅关注她们的生理性恢复状况，也要关注其情绪、精神问题，对那些易忽略却有着潜在危害的心理问题，做到早预防、早发现、早治疗。

（二）指导产妇消除抑郁

产后抑郁的主要表现为情绪低落、心情压抑、恐惧不愿见人、自我评价过低、行为反应迟钝、注意力难以集中等，严重者甚至会丧失社会能力。为防患于未然，医护人员对此应高度关注，一旦发现苗头，应及时处理；另外，还需帮助产妇养成良好的生活习惯，做到居室整齐清洁，睡眠充足，营养和锻炼适度，使身心健康尽快恢复到孕前水平。

 课后练习

活动 1　案例分析

案例 7-5

与哺乳期产妇的沟通

下面是护士小张和产妇小杨就如何哺乳问题的一席交谈。

"小杨你好！今天宝宝吃完了没有？每次吃奶大约要用多长时间？每次都能吃饱吗？"

"小家伙刚吃完，估计每次吃奶大约要半个小时，他吸得挺费劲，吃完就睡觉。"

"喂奶的时间取决于宝宝的需要，无需定时、定次，以吃饱为准。但要注意给宝宝吸空一侧后，再吸另一侧。"

"你看我的奶水能满足宝宝的营养需要吗？要不要给他喂点奶粉，哪种奶粉最适合宝宝？"

"母乳是宝宝最好的食物，母乳喂养既有利于宝宝的健康，又有利于妈妈的恢复。只有在母乳不足时，才考虑补充与母乳成分及功能相当的优质奶粉，价格昂贵的进口奶粉，既费钱，效用也不一定好。"

"这两天我乳头很痛，会感染吗？哺乳时我还应注意哪些问题？"

"在哺乳期内，乳头疼痛是开始哺乳时出现的一种正常现象，如乳头出血，不要用酒精、肥皂擦洗，只要用揩奶布清洁一下就可以了。"

"哺乳结束时，不要强行用手拉出乳头，只要轻轻地按婴儿的下颚，在没有口腔负压下拉出，并挤出一滴乳汁让其自然干燥。这样做，既可以保护乳头，又可以给婴儿留下母亲那熟悉的气味，有利于增进母婴之间的情感。"

"在哺乳期内，乳房肿胀也是一种常见的现象，最好的解决办法就是让婴儿勤吸吮，保证乳腺管通畅。每次哺乳结束后，要戴上合适的棉制喂奶胸罩，以支托乳房改善血液循环。"

"在哺乳期内，必须遵照医生的嘱咐吃药，因为一些药物可以通过母乳输送给婴儿，但有可能引发婴儿的药物反应或突发意外，这一点要格外注意哟。"

"哦，想不到给孩子喂奶还有这么多讲究，谢谢你！"

以小组为单位，讨论分析案例7-5：
1. 产妇小杨对哺乳的知识了解得怎么样？
2. 护士小王在与小杨沟通时用了哪些技巧？可以起到哪些作用？
3. 你认为护士小王与产妇小杨关于哺乳知识的沟通成功吗？为什么？

活动2　角色扮演

案例 7-6

母婴同室护理沟通

孕妇小杨在预产期后2天顺利自然分娩，生下一个重3.25 kg、长52 cm的健康男婴，张护士前来表示祝贺，并着手母婴住院期间的护理工作。

"小杨您好！宝宝昨天有没有闹您？一个晚上给他换了几次尿片？"

"小家伙昨天还好，晚上换了3次尿片，这种'倒时差'需要多长时间？"

"还要1个月的时间。亲朋好友来探望，现在还不能让他们直接接触宝宝，感冒、发热、咳嗽的亲友最好不要进来探视。"

"如因治疗或检查外出时，不要把宝宝单独放在床上，更不能交给陌生人看护。有困难时按铃叫我。"

"宝宝不宜和您同睡一床，宝宝应单独睡在小床上，采用侧卧方式，防止溢奶；同时要经常察看，不要让衣物或被子堵住宝宝的口鼻。"

"还以为小家伙跟我睡比较好，听你这么一说，以前的旧习惯和观念真要改一改了。"

"宝宝的床要远离热水瓶、茶具、餐具、隔帘等易致宝宝受伤的物品。"

"您这样抱宝宝的姿势不太好，最好这样（演示抱宝宝的正确姿势），平时不要隔着枕席或其他易滑脱的衣被抱宝宝，以防宝宝坠落而受伤。"

"要这样喂（演示正确的喂奶姿势），姿势不正确极易导致呛奶，严重的还会窒息而危及宝宝的生命。平时，还要观察宝宝的吃奶量、大小便、面色、体温等，一旦发现异常，立即按铃叫我。"

"另外还有一个重要的问题要提醒您注意，千万不要把您的电话号码、家庭住址等个人信息告诉给那些拍照片、推销奶粉、推介月姨的人员，要不然，您就不得安宁了。"

活动3 沟通情境设计

将小组一分为二，一部分扮演产妇，一部分扮演护士，演示如下情况：

1. 就产褥期母婴护理的重要问题，设计一场护士与产妇的沟通过程。

2. 如何给婴儿洗澡、换尿布。

第八章　与儿童患者的沟通

·+·+·+·+·+·+·+·+·+·+·+·+·+·+·+·+· 导　语 ·+·+·+·+·+·+·+·+·+·+·+·+·+·+·+·+·
　　儿科患者的年龄跨度非常大，有刚出生几个月的婴儿；有蹒跚学步、牙牙学语的幼儿；有活泼可爱、想象力丰富的学龄前儿童；更有勤奋好学、做事认真的学龄儿童。不同年龄段的患儿在言语表达、理解能力、沟通方式、思维能力等方面均有他们自身的特点。如何针对这些特点，采取针对性的、恰当的沟通技巧，使患儿积极配合治疗和护理，以尽快恢复健康，是儿科护士应尽的神圣职责。每一位儿科护士都要以真诚、信任、关爱和鼓励的态度，采取符合患儿年龄特征的沟通技巧，以赢得患儿的信任和配合。

第一节　拉近与儿童患者的距离

学习目标

　　1. 掌握与患儿进行语言和非语言沟通的技巧。
　　2. 营造患儿喜欢的病房氛围。
　　3. 能够塑造患儿喜欢和信任的护士形象。

　　与儿童患者建立和谐的关系应从他们踏入儿科的第一步开始，护士应以亲切和蔼的态度热情接待患儿和家长，使他们感到温暖；同时还要以良好的外在形象、规范的语言举止、熟练的护理技术来赢得患儿和家长的信任，使他们积极配合治疗和护理。

一、创建一种欢乐、友好的氛围

　　儿科病区的大门、走廊以及病房的墙壁可以刷成暖色（如橙色、黄色和粉色），上面绘制可爱的卡通图案，床单、被套、窗帘以及病床之间的布帘可用绘有卡通图案的布做成，让患儿感觉是到了幼儿园、游乐场，而不是进入了儿科病房，从而减轻或消除患儿的恐惧。

二、儿科护士沟通中应具备的技巧

（一）语言沟通技巧

患儿和家长进入病区时，护士要热情地接待他们，主动介绍自己，同时询问患儿的姓名、年龄、爱好等。语言要亲切，语速要适中，语调要柔和，要符合不同患儿的理解能力和需要。仅就患儿如何称呼的问题，就有许多讲究。一般应根据患儿的不同年龄段选用不同的称呼：对婴儿可以叫"小宝贝"；对幼儿可以叫"宝宝"，并询问其乳名，然后直接称呼其乳名；对学龄前儿童可以叫"小朋友"，并询问其乳名，然后直接称呼其乳名；对学龄儿童可以叫"小同学"，并询问其学名，然后称呼学名。另外，需要强调，即使事先已经知道其名字也不要直接称呼，因为这样显得有些唐突，通过询问可以缩短彼此的心理距离，有利于进一步沟通。

（二）非语言沟通技巧

非语言沟通是指通过目光、动作、体态、着装、表情、空间距离、触摸等方式交流信息的过程。儿科护士微笑的表情、温和的眼神、平视的目光、亲切的语调是与家长和患儿进行非语言沟通的重要手段，而恰当的拥抱和触摸又是与患儿拉近距离的重要方式。在非语言沟通中，儿科护士常采用以下技巧。

1. 触摸患儿

利用有效的触摸来表达对患儿的关爱：对周岁以内的婴儿可以摸摸其头部或脸颊；对1～3岁的幼儿可以触摸其小手；对学龄前和学龄儿童可以轻拍其肩部。进行触摸时，若能配合温和的眼神和适宜的话语，效果更佳。

2. 平视患儿

无论与何种年龄段的患儿进行交谈均应保持目光平视，以体现对患儿的尊重，减轻对患儿的心理压力。为保证做到平视患儿，可以将婴儿抱起；对幼儿和学龄前儿童可以下蹲；对学龄儿童则应弯下腰来与之交流。

3. 理解家长

对于家长来说，患儿生病是一件非常重大的事情，有时候会全家出动，经常出现五六个大人陪伴一个小孩看病的现象。要理解家长这种焦急的心情，应晓之以理，动之以情，耐心地进行劝慰，化解他们的焦虑情绪。通常可对他们这样说：我能理解您的感受和心情；我能体会您对患儿的担心和关爱；我知道你们心里很着急；我们会随时跟您取得联系。

4. 重视游戏、绘画等娱乐活动

患儿住院后被迫与家庭生活环境隔绝，与朝夕相处的小伙伴和同学一旦分离，自然会产生空虚、无聊、寂寞的感觉。儿科护士应合理安排作息时间，丰富住院生活，如可以陪伴婴儿玩一些简单的玩具或游戏，可以组织幼儿和学龄前儿童做游戏、画画、唱歌、跳舞

等；对学龄期儿童，则可以推荐一些好的书籍，举办科普知识讲座，或与其聊聊学校生活等，以缓解他们的孤独感和寂寞感，使他们放松心情，安心住院。

 课后练习

活动1　向患儿和家长主动介绍自己

提示：

患儿和患儿家长是两个完全不同的交流对象，向他们自我介绍时应采取不同的方式和介绍不同的内容。对患儿可这样介绍："我叫某某，是你的责任护士。从现在起，我们就是朋友了，有什么困难，可随时来找我……"；对家长可这样介绍："您是×××小朋友的家长吗？我是××护士，在这儿已经工作××年，由我为您的孩子提供护理。"

活动2　一学龄前患儿初见陌生的护士，感到很害怕，你打算怎样接待他？

活动3　针对案例8-1展开讨论：责任护士小李与患儿父亲的沟通成功吗？你还有哪些好的建议？

🔖 **案例8-1**

向家长交代患儿病情

患儿孙某被确诊为"急性化脓性脑膜炎"，尚未度过危险期。全家人为此焦急万分，患儿的母亲、爷爷、奶奶的反应尤为强烈，对医护人员横加指责；而患儿的父亲则颇有理智，尚能控制自己的情绪。为此，责任护士小李就孩子的病情和家长应注意的问题，与患儿的父亲进行了一番沟通：

"不瞒您说，目前孩子的病情还很危重，我们正在竭尽全力救治。"

"孩子有生命危险吗？能治好吗？有后遗症吗？"

"孩子目前没有生命危险。生命体征监护显示比较稳定。患儿经过脑脊液检查已确诊为"急性化脓性脑膜炎"。此病若能度过危险期，经过及时有效的治疗，很快会痊愈的。"

"哦，我明白了。这孩子体质一直很好，应该能挺过危险期。"

"我们也希望这样。我们一直在全力地抢救，能否度过危险期，还取决于孩子的恢复能力，希望你能理解。"

"我知道，但是我们都不是学医的，对治疗和护理不太懂，孩子还这么小，心里特别着急……"

"我能理解您的心情和想法。告诉您孩子的真实病情，是希望您要有思想准备。孩子的母亲、爷爷和奶奶的反应比较强烈，这种情绪可以理解，但对孩子不仅无益，反而有害，您是一家的主心骨，不仅自己要能挺住，还要注意安抚他们的情绪。"

"我明白你的意思，我一定会劝说他们安心配合你们的工作。"

第二节　治疗护理时的沟通

学习目标

1. 掌握与患儿及家长进行沟通的技巧。
2. 能够引导患儿及家长配合治疗和护理。

儿科治疗的手段很多，仅给药的方式就有口服、雾化吸入、静脉输液、肌内注射等。不同的治疗手段对患儿造成痛苦的程度存在差异，其中，静脉输液的痛苦较大，持续时间较长，且容易造成穿刺失败、针头滑出血管外等情况。患儿对静脉穿刺的恐惧还会泛化到其他治疗，即使其他治疗没有任何痛苦，患儿也多会拒绝和排斥。因此，护士不仅应掌握娴熟的护理技术，还应掌握与不同年龄患儿和不同类型家长进行有效沟通的技巧。

一、治疗护理前，创造良好的沟通基础

（一）布置适宜儿童的治疗环境

儿科的治疗室首先要考虑儿童的安全，另外可适当布置一些图片、装饰物，还可布置一个玩具角或图书角，以营造快乐、轻松的环境氛围，减少他们的恐惧感。

（二）说服家长

护士如欲与患儿建立良好的关系，首先要与家长进行沟通以争取家长的配合。有了家长的引导和帮助，患儿一般能够较好地配合治疗和护理。案例 8-2 中，家长对护士小张的静脉注射技术本不太放心，经过有效的沟通，最终接受了她为患儿的治疗。

案例 8-2

说服家长配合对患儿的治疗

"您好，我是护士小张，今天由我负责孩子的治疗护理。"

"哦，你是张护士，看上去挺年轻的嘛，在儿科工作多长时间了？"

"真是抱歉，应该主动告诉您。我在儿科工作已经 5 年了。"

"啊，都五年了，静脉穿刺技术应该不错吧。"

"等会儿您看看就明白了，我的静脉穿刺的成功率还是很高的。"

"是吗？……"

家长仍有些怀疑，但还是比较配合。

（三）尊重患儿

小孩子也有自尊心，因此不论对哪个年龄段的患儿，均需要尊重，用商量的口气与患儿交谈，命令、训斥、恐吓的谈话方式，只会加重他们的逆反心理，使关系变得更僵；而采用如下商量的口气，往往能收到较好的效果。例如："小朋友，这是对讲机，你会使用吗？有事时，只要轻轻按一下电钮，就可以和阿姨通话了。马上又要输液了，你看在哪只手上扎针比较好呢？"如果不顾患儿的意愿强制执行，患儿会哭闹得更厉害，不仅不能得到患儿的很好配合，也会造成家长的反感。

二、治疗护理过程中的沟通

（一）语言要适合患儿的年龄特征

不同年龄段患儿的理解能力、语言表达能力和自我控制能力等存在很大差异，应根据不同年龄段患儿的特点区别对待，才能取得较好的效果。一般来说，与患儿交流切忌居高临下，要放下"大人"的架子，以平等的姿态与患儿对话，用鼓励、赞美的语言与患儿沟通，孩子尤其喜欢听到鼓励和赞美的话，有时，一句赞美的话能让他们欣喜不已，勇气倍增。如在打针前可以这样鼓励他："你是个小男子汉，打针一定不怕痛。""你看那位小妹妹，打针从来都不哭，你是大姐姐，一定比她做得更好。"

（二）加强与患儿的非语言沟通

护士要辅以自己的表情、体态语言和患儿展开交流。交流时尽量采用蹲姿或坐姿，或抚摸一下患儿的脸蛋，或拉拉他们的小手，以示亲切、友好。一般来说，对婴幼儿尽量不要让他看到你的真实意图，先用玩具逗逗孩子或与其进行简单的交流，此时家长一般都能明白护士的目的，并积极配合；对学龄前儿童要鼓励，对男孩可以问"长大了要不要当一个解放军？""妈妈被别人欺负了要不要保护妈妈？"；对女孩可以说"小姑娘真可爱！打针有点疼，像蚊子咬了一口，你看3床的红红，她就没有哭，现在看你了。你今天要是表现好，我就打电话给幼儿园老师让她表扬你。"对学龄儿童则可用形象、通俗的语言向其解释治疗护理的方法和目的，他们一般都能接受。

（三）真诚地理解患儿

治疗和护理时，患儿出现恐惧、哭闹、逃避等行为，是一种正常现象，对此护士要沉着冷静，正确对待，切忌讥讽、取笑患儿，否则会失去患儿的信任，对你产生反感和敌对情绪。当然，有的患儿也会事后表示歉意或找恰当的机会进行解释。这说明他们存在"否认"或"合理化"的防御机制，此时应维护他们自尊，不要轻易揭穿。

（四）分散患儿的注意力

无论是给儿童还是成人进行治疗护理时，分散注意力可以显著减轻他们的疼痛感和恐惧感。因此，应根据治疗类型、患儿的年龄采取不同的分散注意力的方法。如对婴儿或幼儿应双人合作，一人陪患儿玩耍，一人准备治疗护理用物，趁患儿尚未觉察时完成治疗；又如对学龄前和学龄儿童，可边进行治疗护理，边与患儿聊天、做游戏，以分散其注意力，使其放松，减少恐惧和疼痛。

三、治疗护理后对患儿要进行安慰

大多数情况下，在治疗护理过程中患儿的哭闹是难免的。因此，在治疗结束后不宜立即离开，应运用鼓励、赞美的语言安慰他们，也可通过温和的眼神、和蔼的微笑、轻柔的触摸等亲昵的动作予以安抚。

课后练习

活动 1　静脉输液时与家长的沟通

为患儿静脉输液前，家长希望能够一针见血？你怎样与该家长进行沟通？

提示：与该家长沟通时，宜表现得成熟、稳重、大方，语言通俗易懂、精练，对自己静脉穿刺要充满自信，心理压力不宜过大，压力太大穿刺不易成功。

活动 2　静脉输液时与患儿的沟通

有三名不同年龄段的患儿，一名是出生不久的婴儿，一名是学龄前儿童，还有一名是学龄期儿童。他们都怕痛，拒绝做静脉输液，你打算如何与他们沟通？

提示：对婴儿采用触摸法；对学龄前儿童多采用鼓励法；对学龄期儿童多讲道理。另外结合本例，分组练习触摸式沟通法，并体验触摸不同部位的不同感受。

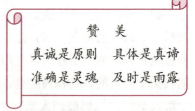

赞　美
真诚是原则　具体是真谛
准确是灵魂　及时是雨露

活动 3　如何安慰静脉穿刺后仍哭闹的患儿？

提示：一般来说，3 周岁以内的患儿静脉穿刺后哭闹得比较剧烈。此时对患儿进行语言安慰的效果差，对护士较为排斥。此时护士要善于变换主题，及时将患儿的注意力转移到其感兴趣的方面。

第九章　与成人患者的沟通

·+· 导　语 ·+·

　　成人患者涉及的病种非常多，包括与成人有关的各种外科病、内科病、妇科病、五官科病及传染病等。一般来说，内科疾病病程长，根治难，有的需要长期或终身治疗；外科疾病手术多，风险大；妇科疾病的治疗护理过程常涉及个人隐私，病程长，有反复，疗效不理想；五官科疾病涉及人体的头面部和咽喉部，给人造成的痛苦较多，有的甚至会影响个人的外在形象；传染病因有传染性和流行性，整个治疗和护理过程常需要隔离，患者担心疗效差，害怕被孤立、被歧视，容易产生焦虑、抑郁、悲观、失望等情绪。因此，与这些患者进行沟通时的难度非常大，既要考虑病种的特点，又要注意性别、社会、文化和心理等方面的影响，只有采用不同的沟通内容、方式和技巧，才能收到理想的效果。

第一节　围手术期的沟通技巧

 学习目标

1. 掌握与围手术期患者沟通的技巧。
2. 通过沟通减轻患者的术前焦虑、术中恐惧感。
3. 能够通过指导，减轻患者术后的不适感，使其尽快康复。

　　手术中，由于麻醉、创伤等可能给患者带来风险，以及术后并发症、后遗症等的发生，使围手术期患者的思想顾虑多、心理压力大，常常产生焦虑、烦躁、悲观和抑郁等不良情绪，从而影响休息、睡眠和机体的恢复。护士应针对围手术期患者的这一特点，与之进行有效沟通，使患者顺利度过手术关。

　　手术前，护士应运用得体的形象、亲切的语言，向患者介绍麻醉和手术的过程，使其对疾病、手术和麻醉过程有所了解，以减轻患者术前的焦虑和恐惧情绪；手术中，对神志清醒的患者，可选择一些轻松的话题与之聊天，或以恰当的非语言技巧对其抚慰，以缓解手术的疼痛和不适；对术后留下后遗症或残疾的患者，应劝慰他们正视目前的状态，积极参与功能锻炼，提高生活自理能力。

一、手术前的沟通技巧

（一）营造良好的沟通环境

温馨、舒适的沟通环境，可以起到稳定情绪的作用，能给患者带来安全感，有利于交谈的顺利进行。

（二）运用体贴关爱的话语进行交谈

患者手术前心理负担大都十分沉重，他们担心发生意外或手术失败，同时担心术后并发症等。因此，应运用体贴和关爱的话语与患者进行交谈，了解他们的痛苦、理解他们的感受。要像案例 9-1 中的护士小李对患者所做的那样，一要让患者放下包袱，消除恐惧，安心接受手术；二要使患者遵从医嘱，做好术前的心理准备工作。

📕 案例 9-1

术前与患者沟通示例

患者："李护士，我什么时候做手术啊？"

护士："您关心的问题是每个刚住院的患者都想知道的问题，我正准备告诉您呢。您入院前几天的主要任务是完善相关检查、做好术前准备，等检查结果出来后表明适宜手术，就争取早日安排；另外您的主管医师每天都会来看您，您可以随时向他询问情况。这几天您要注意饮食清淡，少吃刺激性的食物，注意防寒保暖，尽量少去别的病房，避免交叉感染。手术一般由我们这里的主任来做，还有一些其他的医师配合。还有什么需要的话，请及时按铃告诉我，我们会随时帮助您的。"

患者："哦，谢谢！你们的服务态度真好。"

（三）尊重患者的知情权

术前患者总想尽可能多地了解麻醉和手术过程的相关细节。护士应尊重他们的这一权利，及时尽到告知的义务。但告知时，一切应从有利于治疗、有利于患者的角度出发，对不同的患者，采取不同的告知方式，告知不同的内容。如文化程度高、性格外向、应对能力强的患者，可客观介绍手术的风险、麻醉过程等；而对文化程度低、性格内向、应对能力差的患者则应多强调手术效果，多介绍成功病例，以增强患者对手术的信心。

⊙ 案例 9-2

术前就手术风险与患者沟通示例

患者："手术太危险了，医生要是不负责任，人挨了刀，病没治好，还可能送命。"

护士："叔叔，您的担心不是没道理。说手术没风险，那不太现实。但也确实没有您想象的那么严重。"

患者："是吗？我儿子在手术同意书上签字的时候，大夫讲了那么多风险，说什么麻醉意外会导致人死亡，手术不成功会损伤神经，造成下肢瘫痪……"

护士："做手术时因为麻醉、手术创伤和意外都是引起风险或不成功的因素，这种现象永远难以避免。为对您负责，也是对医院负责，医生应把各种可能发生的风险都向家属交代清楚，让你们在心理上有所准备。其实意外的发生率是非常低的，仅为千分之几或万分之几。"

二、手术过程中的沟通技巧

（一）选择轻松的话题与患者交流

患者被接到手术室后，面对陌生的环境、冰冷的器械、不苟言笑的医护人员，自然会感到无助和恐惧，甚至产生任人宰割的心态。此时，接待患者的护士，应态度热情，主动进行自我介绍，耐心询问患者的情况，寻找一些轻松的话题与患者交谈，以减轻其恐惧和紧张感。

（二）言辞谨慎，举止安详

在手术过程中，医护人员自始至终都应言辞谨慎，举止安详。若临时出现与预想不一样的情形，也应保持镇定，不能说出类似以下的言辞："看，这儿也有病变，没想到这么严重""这种情况不能处理了""糟了，已经扩散和转移了"。这些说法都可能带来极其严重的恶果。

（三）运用非语言沟通技巧

手术进行中，患者处于麻醉状态下，语言沟通效果难以发挥作用，应着重运用非语言方式与之沟通，如亲切的眼神、关爱的动作都会使患者感到温暖；又如适当地触摸患者的手部、肩部和面部，可以有效缓解其紧张、恐惧的情绪。手术完毕立即帮患者盖好被子，轻呼名字或触摸肩部以唤醒患者。

三、手术后的沟通技巧

（一）指导患者接受术后的状态

手术后，有的患者切除了某些组织或器官，使机体的正常功能受到影响；有的患者会因手术部位的瘢痕而使得个人的形象丑化；还有的患者会因手术未达到预期效果而怨天尤人。此时护士应理解患者的感受，正视手术后的外观和功能改变，积极指导患者进行康复训练，迅速恢复生活自理能力。

（二）为患者提供实际帮助

患者手术后，大都会有疼痛、发热、肠蠕动减弱等严重不适。此种情况下，任何语言都会显得苍白无力，唯有采取切实有效的措施帮助患者减轻不适，才能取得较好的效果。还有一些患者，术后情况异常特殊，对他们则应区别对待，采取特殊的沟通措施。如对大脑意识清醒却无发声能力的患者，护士可制作一个沟通牌，将各种常用语标注在沟通牌上让患者指认，以便了解他们的意愿。

🔖 案例 9-3

术后与患者沟通示例

患者："小张呀，我整天趴在床上不能翻身，想侧身都很难，真是太难受了。"

张护士："叔叔，您不说我也知道，要趴着休息一星期确实挺难受的。除了体位感觉难受外，还有其他不舒服的吗？"

患者："难受的地方多着哩，如切口现在还疼，手术后肠蠕动一直没恢复，肚子胀得厉害，吃饭没胃口……"

张护士："有很多患者都反映镇痛泵拔除后，感觉切口比较痛，如实在不能忍受时，我会请医生开一些镇痛针为你肌注。你的肠蠕动还没有恢复，会影响进食，不利于术后身体恢复，我马上为您采取措施。"

小张遵医嘱，对患者实施了肛管排气，患者顿时感觉腹胀明显好转。

（三）指导功能恢复锻炼

手术大多会给机体功能造成不同程度的损伤，适时进行恢复功能的锻炼，能有效防止并发症的发生。锻炼前应与患者进行沟通，在他们充分认识锻炼重要性的基础上，制定切实可行的计划。具体实施时，应向患者讲清每个动作细节的操作要领，必要时还要做出示范。

🔖 案例 9-4

指导功能锻炼沟通示例

护士："叔叔，切口愈合得很好。我现在来帮助您进行腰骶部和下肢肌肉锻炼。整个锻炼呈仰卧位，分三步进行，每步的动作基本一样，只是手的摆放位置不同。第一步，双手放于腹部，抬高臀部直到大腿与小腿呈90°。这一姿势保持片刻后还原，休息一会儿，接下来您把双手置于胸部，再抬高臀部，仍使大腿与小腿呈90°；再休息一会儿，进行第三步，把双手放在头顶两侧，仍抬高臀部，还是让大腿与小腿呈90°。这一步的难度较大，能做到什么程度就做到什么程度。"

护士："叔叔，您做得很好。现在很累吧？请好好休息。"

 课后练习

活动 1 如何与急性脑外伤致颅内出血的患者进行术前沟通？

提示：此类患者发病急、进展快，如不及时手术会危及生命。因病情需要，患者需要制动，护士与患者或家属沟通时语言要简洁、精练，或采用触摸、眼神来减轻患者的恐惧感。

活动 2 如何抚慰正在进行子宫切除术的患者？

提示：女性在被迫接受这样的手术，所承受的精神压力之大可想而知。护士应选择一些轻松的话题与患者交谈。在手术过程中可用轻柔的话语不时地询问患者的感受，或用温和的眼神、亲切的动作触摸来表示对她的关爱、体贴和尊重。

活动 3 如何与急性胰腺炎伴有弥漫性腹膜炎的患者进行术后沟通？

提示：此类患者手术后的禁忌颇多。如体位半卧位并制动、腹部引流、禁食禁饮等，严重影响患者的休息和睡眠，术后还可能出现以下并发症：术后出血、胰腺或腹腔脓肿、胰瘘或肠瘘等。对这类患者，医疗护理措施固然重要，但护士与患者及时的沟通也必不可少。

第二节 检查和治疗时的沟通

 学习目标

1. 掌握检查和治疗的时沟通技巧。
2. 通过与患者的有效沟通，使患者对检查和治疗过程有所了解。
3. 能够让患者积极配合，保证检查和治疗顺利完成。

护士运用有效的沟通技巧，向患者或家属介绍检查或治疗的目的、准备工作、检查或治疗过程，以及需要患者配合的要点，使患者对检查或治疗有所了解，减轻心理负担，顺利完成检查和治疗。

一、特殊检查或治疗时的沟通

当前，在医学上出现了许多先进的特殊检查以及特殊的治疗手段，就穿刺检查而言，有肝穿、腹穿、骨穿、腰穿、胸穿等；就内窥镜检查而言，有胃镜、肠镜、宫腔镜、关节镜和膀胱镜等各种仪器；特殊的治疗如腹膜透析、血液透析、介入治疗、放疗等。这些检查和治疗，确实为人类的健康做出了巨大的贡献，但同时也对医护人员提出了更高的要求。一般来说，实施特殊检查和治疗前所需的准备较多，检查和治疗过程较复杂，检查和治疗后的护理难度也比较大。这就要求护士运用有效的沟通技巧，向患者及家属就检查治疗的目的、准备工作、检查治疗的过程等方面进行有效的沟通，以保证这些复杂的特殊检查和特殊治疗手段的顺利实施。

（一）特殊检查或治疗前的沟通

1. 语言形象生动、通俗易懂

大多数患者对特殊检查和特殊治疗的知识知之甚少，有的甚至连名称都闻所未闻。患者一见到这些特殊的仪器和设备就会产生莫名的恐惧。护士要采用通俗易懂、生动形象的语言把方方面面的情况向患者交代清楚，使患者对它们的整个过程有所了解，以减轻思想负担，安心接受检查或治疗。

案例 9-5

心导管介入检查术术前的沟通示例

护士："雷先生，上午好！明晨为您做冠状动脉造影术。"

患者："好的，请问术前我需要做些什么呢？"

护士："术前最好洗个澡，以避免皮肤感染，晚上早些休息，明天早上不要吃东西。"

患者："我会按照你的要求去准备。但是我一直担心这个检查的危险太大了，弄不好会危及性命。"

护士："我理解您的心情，其实这种检查的技术已很成熟，具有伤口小、用时短等优点。以前很多患者做的效果都非常好，没有发生危险，所以不用太担心。"

患者："我明白了，经您这样一说，心里的石头终于落地了。"

2. 体贴、关爱患者

由于一些特殊检查和治疗会给机体带来不同程度的创伤和痛苦，使患者出现紧张和恐惧情绪。所以，护士要用体贴和关爱的话语与患者进行交谈，让他们感觉你能够理解他们的感受，从而敞开心扉，向你表露心迹。

（二）特殊检查或治疗过程中的沟通

1. 尽量做到全程陪同

特殊检查或治疗持续时间长短不等，有的几十分钟，有的一两个小时，有的长达四五个小时。一般情况下，两小时以内由护士全程陪同，持续时间长，可安排家属陪同。有护士或家属陪同会给患者带来安全感，可以减轻患者的紧张情绪。

2. 重视非语言沟通

在检查或治疗过程中，护士运用鼓励的眼神、恰当的触摸，可以减轻患者的痛苦和心理压力。

📕 案例9-6

肠镜检查沟通示例

护士："肠镜检查马上要开始了，请您取左侧卧位或膝胸位，这样方便操作。"

患者："知道了，但不知道该如何摆才合适。"护士指导患者摆完体位。

护士："检查过程中，始终保持这一体位，不要乱动。现在开始检查，请您放松腹部，张口呼吸，放松肛门括约肌。"

患者："啊，太难受了……"

护士："我能理解您的感受，但是不能动，尽量张口呼吸，一会儿就好了。"

此时，护士边说边将自己的身体靠近患者，并用右手轻拍患者的肩部，与此同时，医生也停止操作片刻。

护士："现在感觉怎样？有没有好点？"

患者："感觉好多了，你们继续吧。"

接下来的检查非常顺利，患者未表示有明显的不适。

（三）特殊检查或治疗后的沟通技巧

1. 督促患者遵循检查或治疗后的注意点

有些特殊检查和治疗给机体带来的创伤和痛苦比较大，有的还因制动体位而特别不适。因此，护士需要密切观察患者的表现，督促其严格遵守检查或治疗后的注意事项，防止并发症的发生。

2. 帮助患者减轻痛苦和不适

当患者存在较多的不适合和痛苦时，一方面应采取积极有效的医疗护理措施给予具体帮助，一方面可教给患者一些放松技巧，如深呼吸、听音乐等，以转移注意力。

二、常规治疗、护理操作时的沟通

现代护理模式要求高度体现人文关怀。护士在护理操作工作中稍有疏忽，即有可能引起护患矛盾、纠纷以至对立，有的甚至需要诉诸法律才能最终解决。因此要求护士不仅要严格执行操作规程，同时还要做好安慰和沟通，一方面是出于尊重患者和保障医疗秩序的需要，另一方面也是出于维护医院声誉和护士自身利益的需要。

（一）操作前的沟通

1. 举止得体

在给患者进行护理操作前，要做到衣冠整齐、清洁无污，走路要轻快敏捷、悄然无声。推治疗车或持治疗盘的动作要规范美观；行到病房门口先轻声敲门，再轻轻推门进入，并随手将门带上；进门后用微笑面向患者，亲切问好。在整个操作过程中，自始至终保持良好的仪表、仪容、仪态，保持得体的行为举止。

2. 言谈亲切

操作前，除对患者的姓名、性别、年龄进行核对外，还要对患者所患疾病、使用何种药物，以及药物的浓度、剂量、用药时间等一一核对。同时，对本次操作的目的、操作方法、患者如何配合以及可能出现的问题一一向病人解释清楚，以取得病人的密切配合。上述解释工作能否取得理想的效果，关键在于护士的言谈是否亲切、得体。

📀 案例 9-7

有肝硬化患者抽血化验前的沟通示例

李某，男，64 岁，因肝硬化入院治疗。遵医嘱拟在入院次日晨抽血化验。

护士："大伯，您好！我是明天的早班护士，叫某某。请问您是 18 床的李师傅吗？"

患者："您好，我是 18 床的李某。"

护士："根据您的病情需要，医生为您开了化验单。明天早晨请您不要吃东西，也不要喝水，六点半我准时来为您抽血，您看方便吗？"

患者："好的。要化验哪些项目呀？要抽多少血？"

护士："化验的项目有肝功能、血脂、血糖等，抽 5 毫升血就够了。抽这点血不会影响您的健康，但对确认您的病情却十分必要。请您不必紧张，我会小心操作的。再说一句，明早先不要喝水，不要吃东西。"

患者："我记住了。"

护士："那就谢谢您了。您休息吧，明早我再来看您。夜间有什么事可按床头呼叫器，我们会及时过来为您服务的。李师傅，祝您晚安，明天见。"

（二）操作中的沟通

1. 态度和蔼

在操作过程中，对待患者的态度要真诚、和蔼，言谈、举止的表现都是发自内心对患者的由衷关怀，而不是虚情假意的应付。操作的同时，注意与患者沟通，友善地解释这种操作和治疗的意义，不时询问患者的感受，适当给予安慰，消除患者的恐惧感和神秘感，争取得到最大程度的合作。

2. 技术娴熟

在护理过程中，一边以娴熟的技术操作，一边指导患者给予配合，并不时给患者以鼓励。这样既能减轻患者的痛苦，又能减少护士操作的难度，从而提高了护理的质量和效率。

📀 案例 9-8

为患者留置胃管操作中的沟通示例

张某，女，66 岁，因粘连性肠梗阻入院。遵医嘱留置胃管持续胃肠减压，注入植物油 150 mL，夹闭 1 小时，3 小时后用肥皂水 600 mL 灌肠。每日 2 次。

护士："张大娘，您好！您现在肚子一定胀得很难受吧。我现在要为您做一项护理。做过后，您会感觉好一些。"

患者："怎么做呢？"

护士："就是留置胃管，给胃肠减压，这是治疗肠梗阻的有效方法。我要从您的鼻孔中插一根管子到胃里，再从管中吸出胃肠道中的气体和液体，这样可以减轻腹胀，减少胃肠中的细菌和毒素。希望您能好好配合。"

患者："往鼻子里插管子一定很难受吧！"

护士："有一点儿，但不是忍受不了。您不必紧张，我一定轻轻地插。刚开始会有点恶心，不过别害怕，只要大口喘气，做深呼吸、吞咽动作，过一会儿就会好的。"

患者："我的确是很害怕。不过，我一定努力配合。"

护士："那太谢谢您了。现在请您别动，我先用棉签清洁一下您的鼻孔，然后测量一下您需要的胃管长度。（开始操作）请您把头向后仰，我开始插管子了，请您像我这样轻轻哈气（做示范动作，要求病人模仿）。好，现在就做吞咽动作……再咽一下，再做一次……坚持一下，马上就好了……很好，深呼吸（用注射器抽吸胃液）。您配合得很好！您看，有胃液出来了，这说明我们成功了。好了，我现在把胃管给您固定好，接上减压器抽吸胃液。（开始操作）别紧张，我会很小心的（慢慢进行抽吸）……您觉得难受是吗？继续深呼吸就会好些。现在感觉好一些了吗？肚子不那么胀了吧！已经抽出 1000 mL 胃液了。现在我还要把植物油通过胃管注入胃里，您不会有什么特别的感觉，只是有点胀。（开始注入植物油）您别担心，很多肠梗阻病人都是这样治好的，您也会好起来的……您很难受吗？想吐吗？我再推慢些……"

（三）操作后的沟通

1. 诚恳致谢

当患者较好地配合护理人员完成操作后，应对患者的合作表示诚恳的谢意。要把患者的良好配合理解为对护理工作的支持，是对护理人员的理解和尊重；同时，也让患者明白，只有好好配合，才能使自己早日康复。向病人致谢，不是故作姿态，而是护理人员良好礼仪修养和高尚职业道德的具体体现。

2. 亲切嘱咐和安慰

操作后不但应对患者的配合致以诚恳的谢意，还应根据病情给予亲切的嘱咐和安慰。这不仅仅是礼貌的表现，也是护理操作程序中一个不可缺少的环节。借助这一环节，再次对有关事项进行核对，征求患者的意见，询问当前的感受，观察预期的效果，交代今后的注意事项；同时，对因操作给患者带来的不适，给予安慰。

🗐 案例9-9

为患者留置胃管操作后的沟通示例

如案例9-8为张大娘留置胃管的操作，完毕后可进行如下的交流。

护士："张大娘，非常感谢您的合作。现在油已打完了，共150毫升。您感觉怎么样？是不是好多了？"

病人："比先前好多了，只是鼻子里插这么一根管子很不习惯。"

护士："不要太担心，慢慢会习惯的，我已经把胃管的末端夹闭了，现在不再用胃肠减压器抽吸了；否则，把刚才灌进去的油全部吸出来就起不到治疗作用了……您现在需要好好休息，一个小时后，我再来为您打开胃管……"

上面分别就护理操作前、操作中、操作后的沟通作了一般性介绍。但在实际护理操作中，护士所面临的情况是十分复杂的：病人的性别、年龄、职业、个性不同，患病的种类、病情的严重程度不同，各自的耐受能力、配合程度也不尽相同。因此，对他们所采用的操作程序、沟通要求也应有所不同，应因人制宜灵活掌握，做到举一反三、触类旁通。

三、几种常规护理操作沟通的范例

在临床护理中，常规护理的工作量大，是护士每天都要面对的主要任务。为使常规护理工作开展得顺利且颇有成效，必须把护患间的沟通工作贯穿到每一个细小的环节中去。下面这些范例都是从教学实习医院中收集整理出来的，可供同学们学习借鉴。

范例1　测量体温、脉搏、呼吸及血压的沟通

患者张某，男，50岁，教师，因不明原因的贫血入院。护士要为其测量体温、脉搏、呼吸及血压。

1. 操作前的解释

护士："张老师，下午好。现在要为您测量一下体温、脉搏、呼吸和血压。请问您在近半小时内喝过热水吗？"

患者："没有，喝热水是不是对体温有影响？"

护士："是的，刚喝过热水体温会升高。我先给您测体温。"

患者：“我自己来吧。”

2. 操作中的指导

护士：“还是我来帮您吧，请您解开上衣，我给您用纱布擦干腋下。”

患者：“为什么要擦呢？”

护士：“因为天热，腋下有汗，这样测的体温不够准确。”

患者：“噢，我明白了。”

护士：“请您将体温表夹紧，10分钟后看结果（边说边帮病人摆好姿势）。”

患者：“护士，我在家测体温可没这样正规，一定要10分钟吗？我没戴表。”

护士：“我已经看表计时了，您放心，这是我的职责。”

患者：“到医院来就得听大夫、护士的。”

护士：“请不要讲话，安静片刻，我来为您数脉搏、测呼吸。”

患者：“我的脉搏正常吗？”

护士：“每分钟70次，很正常。下面我要为您测血压了。”

患者：“不是说还要测呼吸吗？”

护士：“我刚才已经测过了，事先没有告诉您，是为了让您的呼吸自然些，这样测得的数据才准确。现在请您挽起一只袖子，要测血压了，请保持安静……（测完后告诉病人结果）您的血压偏高，高压160 mmHg，低压100 mmHg。请问您家中其他人的血压偏高吗？”

患者：“我父亲就是高血压，难道高血压也遗传吗？”

护士：“有这方面的因素。以后注意饮食要清淡些。仅靠一次测量不一定准，以后还要定时测，如果确诊是高血压，就要坚持按时服药，不要间断。”

患者：“我明白了。”

护士：“10分钟到了，请把体温计给我。”

患者：“我发烧吗？”

护士：“有一点，37.5 ℃。可能与天热有关，再观察几次，多喝开水。”

3. 操作后的嘱咐

护士：“您稍稍休息一下，一会儿我带您去做其他项目的检查。”

患者：“谢谢，我向您学了不少知识。”

护士：“不客气，这是我应当做的。您很配合，我还要谢谢您哩！”

范例2　皮肤过敏试验与肌肉注射的沟通

患者魏某，男，61岁，退休工人，慢性支气管炎急性发作伴有肺气肿。遵医嘱肌肉注射80万单位青霉素，一天四次，门诊治疗。

1. 操作前的解释

护士：“魏大伯，您患了支气管炎伴肺气肿病，每天要注射青霉素两次，今天是第一次。我先要为您做青霉素过敏试验，如果是阳性，就不能用青霉素，医生会给您改用其他抗炎药物；如果是阴性，就可以注射青霉素了……您以前用过青霉素吗？是否出现过敏反应？您以往对哪些药物有过敏反应？您的家人有没有药物过敏者？"

患者："很早以前用过，没有过敏反应；家里的人好像也没有人对青霉素过敏的情况。"

护士："为了安全起见，这次还是需要做一下过敏反应。"

2. 操作中的指导

护士："魏大伯，请您把胳膊伸过来（消毒皮肤后进针）。有点痛，别害怕，只那么一下……好了，请不要用手摸皮肤，不要离开。15 分钟后我来看结果。谢谢您的配合。"

3. 操作后的嘱咐

护士："15 分钟到了，您有没有不舒服的感觉？（检查皮丘）皮试阴性，可以注射青霉素。我现在就为您做注射准备，请稍等片刻。"

范例 3　肌肉注射时的沟通

1. 操作前的解释

护士："魏大伯，您现在咳得这么厉害，需先躺下休息一会儿，等不咳了，我再为您注射。"

2. 操作中的指导

护士："现在不咳了吧？我来为您注射。请您侧卧，把腰带解开，下面的腿弯曲一下，上面的腿伸直。对，就是这样。放松，别紧张。（边推药边和病人交谈，以分散其注意力）青霉素是治疗您这种病的首选药，历来疗效很好，相信您也会很快康复的。（发现病人肌肉注射处稍微紧张）有点痛是吗？我再推慢些，马上就好（拔针后立即按压注射部位，以防出血；随后扶病人起来）。"

3. 操作后的嘱咐

护士："魏大伯，好了，稍微休息一会儿再走。一旦感到不舒服，马上告诉我……大伯，您可以走了，记住按时来打针。再见。"

范例 4　发口服药时的沟通

患者田某，男，48 岁，机关干部。因慢性胃炎、原发性高血压入院。

1. 操作前的解释

护士："田先生，早上好，昨晚休息得好吗？胃口怎么样？现在您该吃药了，我给您倒杯水。您服的是胃动力药，这种药有促进胃肠蠕动和减轻胃胀的功能。口服后有助于治疗您的慢性胃炎，要求饭前 30 分钟服用。"

2. 操作中的指导

护士："请把药放进嘴里用开水送下。"

患者："仅服这一种药吗？听医生说，我还有别的药。"

护士："是的，还有一种药是治疗高血压的，每 8 小时服一次，现在还未到吃药时间。请放心，到时我会再送来的。"

3. 操作后的嘱咐

护士："请您注意休息，半小时后再吃早餐，注意吃得清淡些。"

范例 5　氧气吸入时的护理沟通

患者蒋某，女，68 岁，因呼吸困难给予吸氧治疗。

1. 操作前的解释

护士："蒋奶奶，您现在喘得厉害，需要吸氧治疗。吸氧可以提高肺泡内的氧分压，纠正缺氧状态。吸氧后，您就感到舒服了。"

2. 操作中的指导

护士："（为病人带上面罩，调节送氧装置）蒋奶奶，面罩松紧合适吗？（病人感到太紧）我为您调节一下，现在怎么样？合适吗？"

3. 操作后的嘱咐

护士："请陪护家属注意，不要随意扭动氧气瓶开关，以防氧气泄漏。特别注意，不要在病房里使用电炉、酒精炉，不要吸烟，以防发生意外事故。有情况，请立即按呼唤器叫我；不管有无情况，我会经常来看看的。请蒋奶奶好好休息吧！"

范例 6　口腔护理时的沟通

患者李某，女，70 岁，家庭妇女，因慢性胆囊炎急性发作、胆结石急诊入院。目前禁食，持续胃肠减压，生活不能自理，每日需口腔护理两次。

1. 操作前的解释

护士："李大娘，您肚子还疼吗？您的身体很虚弱，又插着胃管，需要做口腔护理。"

患者："啥是口腔护理？"

护士："就是帮您漱漱口，洗洗牙。这样可以清除口腔中的病菌，预防口腔炎症。我帮您慢慢做，一点儿也不疼，您放心好了。"

2. 操作中的指导

护士："李大娘，我把您的假牙取下来刷洗一下。这几天您不能吃东西，我把假牙洗好后放在冷开水杯子里。等以后吃东西时，我再帮您戴上……请您张开嘴，我看一下好吗？……再张大些……好，您配合得很好（边操作，边鼓励，边解释）。快好了……"

3. 操作后的嘱咐

护士："李大娘，您现在感觉怎么样？您配合得很好，谢谢您。下午还要做一次，您还有什么事吗？"

患者："姑娘，你真好，太谢谢你了。"

护士："这都是我应当做的。您放心好了，在这里我们就跟您的闺女一样，有事情就按这个呼唤器就行了，您休息吧。"

范例 7　早晨、晚上的护理沟通

1. 晨间护理

外科某病房，晨间例行护理。

护士："大家早上好，现在我们来为大家做晨间护理，协助大家洗漱，整理病房……小李（阑尾切除术后第二天），您应该下床活动活动，这样可以促进肠蠕动，防止肠粘连。我来扶您起来……王大娘（新入院病人），您老昨晚睡得好吗？请您下床走一走，我来帮您整理一下床位……秦大嫂（急性胰腺炎，已发病危通知书），您现在的感觉怎么样？看起来，您的气色不太好，昨晚没睡好吧？您要安心养病，不要多想，您会康复的。这是您的漱口水，我来帮您漱口，把水吐到这个弯盘里。我再帮您擦擦脸，再把头发梳理一下。昨天您呕吐得很厉害，把床单、衣服弄脏了，我帮您换一下。我来扶您先向左侧翻身，我用红花油帮您按摩骨头突出受压部位。您不要动，一会儿就好了……顺便帮您换一下床单。再翻到右边，我帮您按摩另一侧。这样做可以促进血液循环，预防褥疮。床单已换好了。这是干净衣服，我来帮您换上……您感觉舒服多了吧！您一定要安心养病，思想负担过重会影响康复……晨间护理好了，现在开窗通风半小时，呼吸一下新鲜空气，请大家穿好衣服，盖好被子，防止着凉。"

2. 晚间护理

内科某病房，晚上 10 时。

护士："大家晚上好。现在是晚上 10 点，应该休息了。我来为大家做晚间护理……小刘（大叶性肺炎病人），请把收音机关掉好吗？我已经为你准备好热水，洗脸吧！早点睡，你会好得更快些……赵大爷（上呼吸道感染病人），您今天用退热药出了不少汗，我来帮您擦擦身体，换身干净衣服再休息（为病人换衣服）……您昨晚没睡好，今晚我帮您用热水泡泡脚，然后再喝点热饮食，这样可以帮您尽快入睡……水温合适吗？今天气温较低，最好加盖条毛毯，千万不能再受凉了。"（护士边说边放下窗帘，开地灯，关大灯）

范例 8　静脉输液时的护理沟通

患者郑某，男，36 岁，司机，胃穿孔修补术后输液治疗。

1. 操作前的解释

护士："郑师傅，今天感觉怎么样？看起来精神好多了。伤口疼得厉害吗？现在我来为您输液。因为您现在还不能吃饭喝水，所以要补液很多，今天有 7 瓶，总量是 3000 毫升。您要不要先去方便一下？"

2. 操作中的指导

护士："您的血管很好，放心，我会为您一针扎上的，只是进针时有点疼，请您握住拳头（穿刺、固定、调节输液速度）。"

3. 操作后的嘱咐

护士："好了，谢谢您的配合。输液的时间比较长，您活动时要小心，否则针扎穿血管又要重新扎一针，增加您的痛苦……下滴的速度已调节好了，每分钟 60 滴，请不要再动了。"

患者："60 滴，是不是快了点？"

护士："输液速度是根据病人的年龄、体质、病情和药物性质决定的，小孩、年老体弱或有心脏病者速度要慢一些，有些特殊药物也要慢一些。您的体质很好，也没有心脏病，每分钟 60 滴完全可以承受。况且要您输的液体很多，太慢了，时间拖得长，会影响您的休息。"

患者："输得太快有什么后果？"

护士："年老体弱或有心脏病者，输得太快可能加重心脏负担，造成肺水肿、心衰。不过请您放心，这个速度对您是适合的。等一会儿输含钾药物时，我会为您调慢些，因为含钾药物会让人感觉到疼痛。"

患者："我放心，只是随便问一问，谢谢您。"

护士："不客气，您还有什么问题吗？有事时，可按呼唤器。您休息吧，我们会经常巡视的，并及时为您更换液体。"

范例 9　使用约束用具时的护理沟通

患者高某，男，38 岁，司机，因车祸致头部、腹部复合外伤，现处于昏迷状态，需采取约束保护措施。

1. 操作前的解释

护士："您是高师傅的家属吧？高师傅现处于昏迷状态，意识不清，容易发生坠床、撞伤、抓伤等危险。为避免意外，我们虽已安装了床档，但还要用约束带限制他的肢体活动，以防腹腔引流管被拽出，希望您能理解。等高师傅清醒后，我们会马上替他解下来的。"

2. 操作中的指导

护士："现在我要把高师傅的手腕和膝部固定。这是约束带，不会绑得太紧，不会影响正常血液循环；但也不能太松，否则起不到固定作用。"

3. 操作后的嘱咐

护士："我们已用约束带固定了高师傅的手腕和膝部。这是一种暂时性保护措施。约束带里衬有棉垫，我们会定时放松，并为他做局部按摩，促进血液循环，不会产生不良后果。根据高师傅的病情必须这样做，以确保他的安全。请您理解。"

范例 10　导尿时的护理沟通

患者姚某，女，45 岁，某高校图书管理员。因患子宫肌瘤，术前留置导尿管。

1. 操作前的解释

护士："姚女士，早上好。今天上午 8 点要为您做子宫肌瘤切除手术，请您配合我做一些术前准备工作。您需要留置导尿管，目的是为了排空膀胱，以免手术误伤。插尿管时可能会有一些难受，您放松腹部，可以减轻这种不适感。"

2. 操作中的指导

护士："请您先清洗一下外阴，以减少分泌物，防止细菌感染……（待病人清洗完毕）请您平躺，脱下左侧裤腿，两腿分开，外展。对，就是这样。放松，不要用力……您用的是气囊导尿管，我现在要把 15 mL 生理盐水注入囊内，若气囊膨胀不会使尿管脱出，就不用胶布固定了……好了，导尿管已经插好，我帮您把被子盖好，等候手术吧！"

3. 操作后的嘱咐

护士："请您千万不要自己牵拉尿管，强行外拽可能会造成尿道损伤；另外，翻身时一定要当心，不要压住尿管，以防阻塞。一会儿手术室的护士就来接您去做手术，您不要紧张。手术 24 小时后，即可把尿管拔掉。拔尿管之前，我会为您定时开放尿管，以促使膀胱功能恢复。最后祝您手术顺利。"

范例 11　静脉输血时的护理沟通

患者吴某，男，46 岁，个体经营者。因肺癌住院手术。病人血色素为 60 g/L，为纠正贫血而输血 500 mL，为手术做准备。

1. 操作前的解释

护士："吴同志，您好。看起来您今天的气色比刚入院时好一些了。但为了纠正您的贫血，必须增加血红蛋白，补充抗体，增强抵抗能力，以保障手术的顺利，所以今天要为您输血 500 mL。昨天已做好了您的血型鉴定和交叉配血试验，您为 B 型血，这是将输给您的同型血。我们已做了反复核对，您放心好了，不会有错的……"

2. 操作中的指导

护士："吴同志，我现在先给您输一些生理盐水。因为刚从冰箱里取出的血液温度太低，需在室温下放置十几分钟才能输。为了确保输血顺利，今天使用的是较粗的 9 号头皮针，比平时输液要疼一些，请您忍耐一下……吴同志，按规定，我们还要为您打一针抗过敏的药苯海拉明，以免产生输血反应。请您侧身躺下来……小心您输液的胳膊……我帮您解开腰带……吴同志，现在开始输血。为慎重起见，我和小胡护士再核对一下您的身份：您的姓名是吴某某，年龄 46 岁，B 型血……（换上血袋）我先把输血的速度调慢些，观察 15 分钟，若无不良反应，再适当调快些。"

3. 操作后的嘱咐

护士："吴同志，您有什么不舒服吗？一旦感到不舒服，立即通过呼唤器叫我们……现在血已输完了，还要再输一些生理盐水才能拔针……我现在拔针了，由于输血用的针头较粗，对血管的损伤较大，拔出后，需多按压一会儿……好，请您休息吧！明天还要复查您的血红素。再见。"

范例 12　褥疮的护理沟通

患者滕某，女，69 岁，农民。因脑梗死入院。目前左侧肢体偏瘫，背部有一个 4 cm×3 cm 的褥疮，已形成破溃性水疱，需对病人进行褥疮护理。

1. 操作前的解释

护士："滕大娘，我现在对您的褥疮作一些护理。操作时，会有点疼，请您忍耐一下。您的褥疮如不及时处理，有可能发生感染，那时您的痛苦就更大了。请您老放心，我一定轻轻操作。"

2. 操作中的指导

护士："您平躺快两个小时了，我帮您侧身睡一会儿，并给您按摩一下背部和受压部位，这样可以改进局部血液循环，改善营养状况，预防褥疮再生。我现在给您换药，有些痛，请您忍耐一下，马上就好。由于您褥疮较严重，所以处理起来比较复杂，恢复也有一个过程。从今天起，我们将为您做两次理疗，您会慢慢好起来的……怎么样，痛了吗？对不起，刚才我动作重了点，再忍耐一下……好了。"

3. 操作后的嘱咐

护士："滕大娘，请您今后要尽可能变换睡觉姿势，每两小时要翻一次身，做到勤翻身，勤按摩，勤整理，勤更换；同时，注意增加营养，以增强皮肤抵抗能力和组织修复能力。您的褥疮一定会好起来的。"

范例 13　会阴冲洗的护理沟通

患者姜某，女，28 岁，营业员。足月顺产后进行会阴冲洗。

1. 操作前的解释

护士："姜女士，您好，祝贺您生了一个聪明的胖宝宝。我现在为您做会阴冲洗。产后进行会阴冲洗可预防细菌感染，您自己也会感到清爽舒适。您准备好了吗？"

2. 操作中的指导

护士："姜女士，请您平躺在床上，脱下裤子，把臀部抬起来，我要把便盆放在您的臀下……水温合适吗？我用的是洁尔阴，它具有杀菌、止痒、消炎作用……好，冲洗好了，我还要用酒精纱布湿敷在您会阴侧的伤口上，20 分钟后再取出来。酒精刺激伤口可能有点痛，请忍耐一下……好，抬起臀部，我把便盆取出来。"

3. 操作后的嘱咐

护士："姜女士，您刚生完孩子，虽需卧床休息，但还是要适当活动活动，以利于子宫收缩，排出恶露。另外，希望您一定要坚持用母乳喂养孩子。请您好好休息吧。"

范例 14　肛门坐浴的护理沟通

患者关某，男，50 岁，公司文员。因外痔手术，需要 1 ∶ 5000 高锰酸钾稀释液坐浴。

1. 操作前的解释

护士："关先生，您好。术后伤口一定很痛吧！您现在需要进行肛门坐浴，以清洁患处，改善血液循环，缓解疼痛。坐浴会感到很舒服，我扶您起来吧。"

2. 操作中的指导

护士："关先生，这是为您配制的 1 ∶ 5000 高锰酸钾溶液，也叫 PP 水，以后您在家里可自行配制……我扶您坐下去，水温合适吗？要坐上 15～20 分钟，每天大便后也需坐浴。"

3. 操作后的嘱咐

护士："关先生，坐浴后起来要当心。痔疮的发生与饮食习惯、排便习惯有关。您应多吃富含纤维素的食物，忌辛辣，忌烟酒，多饮水，保持大便通畅。勿久坐，平时可多做些提肛运动，以增强肛门括约肌的舒缩功能。注意，坐浴后马上到换药室换药。"

范例 15　痰标本采集时的护理沟通

患者陈某，男，51 岁，工程师。近日常感疲劳无力，下午低热，晚间盗汗。疑为肺结核，已拍胸片，入院检查、治疗。

1. 操作前的解释

护士："陈先生，您好。明天要为您化验痰液，看看痰中有无结核杆菌。这是为您专门准备的漱口水。请您明天清晨将第一口痰吐入这个小瓶内。请注意，咳痰前先用漱口水漱口，再用清水漱口，然后深吸气用力咳嗽，以便咳出气管深部的痰液。"

2. 操作中的指导

护士："陈先生，请您按我刚才说的，练习一下咳痰的方法……对，就这样咳……明晨我来取您的痰液标本。"

3. 操作后的嘱咐

护士："陈先生，早上好。您的痰液标本准备好了吗？是不是按昨天教您的方法做的？现在我把它送到化验室去，一会儿来给您输液。请您先吃早饭。"

范例16 心导管介入检查术的护理沟通

患者雷某，男，55岁，公司经理。怀疑冠心病、心绞痛，待确诊。拟进行冠状动脉造影术。

1. 操作前的解释

护士："雷先生，上午好。明天将为您做冠状动脉造影术。请您今天洗个澡，晚上好好休息，明天早上不要吃东西，等会儿我来为您做皮试和皮肤准备。"

病人："我对这种检查一点不了解，心里有些紧张。"

护士："别紧张，这种检查诊断方法已相当成熟，与以前同类方法相比，具有创口小、用时短等优点。已有很多人做过这种检查，从未出现危险，您大可放心。"

2. 操作中的指导

护士："雷先生，早上好，昨晚休息得好吗？现在开始检查，请不要动，正在插管……您是否觉得胸部憋得慌？别紧张，请深呼吸，呼—吸—呼—吸……现在感觉怎么样？"

病人："心里没那么紧张了，但还是憋得慌。"

护士："这样吧，请您在舌下服一片硝酸甘油，就会舒服些……请再坚持一下，马上就好了……好，您配合得很好，检查结束了。"

3. 操作后的嘱咐

护士："雷先生，术后您要卧床休息24小时，不要屈腿。现在伤口上压着沙袋，是为了防止伤口出血，6小时后，我会为您取掉它。另外，为了预防伤口感染，我还要为您输一些抗生素。"

范例17 皮肤准备时的护理沟通

患者杨某，男，52岁，公务员。慢性胆囊炎、胆石症，术前一天进行术区皮肤准备。

1. 操作前的解释

护士："杨先生，您好。明天您要做手术，请随我到手术室，为您做皮肤准备。"

患者："什么叫皮肤准备？为什么要做皮肤准备？"

护士："皮肤准备就是清除手术部位皮肤上的微生物和毛发，以减少刀口感染的机会。请您不必担心，一点儿也不痛苦。"

2. 操作中的指导

护士："请您躺下，松开腰带。现在我要用肥皂水为您清洗手术区的皮肤，然后再用剃刀剃去汗毛……因为您的手术要取腹部正中切口，所以还要清除肚脐中的污垢（边解释边擦洗）。"

3. 操作后的嘱咐

护士："杨先生，皮肤准备工作完成了，您可以起来了。请您今天再洗个澡，换上干净内衣，剪指甲，洗澡时不要太用力搓皮肤，以免损伤。这几天要特别注意不要感冒。杨先生，请您回病房休息吧！有什么不明白的地方都可来问我。谢谢您的配合。"

 课后练习

活动 1　如何与胃镜检查的患者进行沟通

提示：向接受胃镜检查者交待检查前、检查中及检查后应注意的事项：检查当日需空腹；插胃管时可能会出现恶心，可通过全麻或局麻来减轻或避免；检查结束后 2 小时内不要吃东西，2 小时后开始进流质饮食，然后逐渐过渡至正常饮食，以避免对胃和十二指肠造成二次损伤。

活动 2　如何与胸腔穿刺术的患者进行沟通

提示：若胸腔穿刺目的不同，则实施穿刺的部位以及所持的体位也就不同。因此，在检查前应向患者就穿刺的目的、穿刺的部位、配合要点和注意事项等一一解释清楚，以取得患者配合。穿刺过程中不要动，以防损伤肺部组织。操作的速度不宜太快，随时注意观察患者的反应，如有意外及时处理。

活动 3　如何与血液透析的患者进行沟通

提示：静脉穿刺时动作要轻柔，注意分散其注意力，以减轻疼痛感。透析期间注意观察透析机器运作是否正常，询问患者有无不适。若透析持续时间长，可安排一些娱乐活动；透析结束拔出针头后，嘱患者注意局部按压，防止瘀血。

附：

住院焦虑抑郁量表（HAD）

指导语：情绪在大多数疾病中起着重要作用，如果医生能及时了解患者的情绪变化，就能给予更多的帮助。请仔细阅读下列各个项目，评估过去一个月内的个人感受，在最符合的选项上画"√"。

1. 我感到紧张（或痛苦）。

　　A. 根本没有　　　　B. 有时候　　　　C. 大多时候　　　　D. 几乎所有时候

2. 我对以往感兴趣的事情还是有兴趣。

　　A. 肯定一样　　　　　　　　　B. 不像以前那样多

  C. 只有一点   D. 基本上没有了

3. 我感到有点害怕，好像预感到有什么可怕的事情要发生。
  A. 根本没有   B. 有一点   C. 有   D. 肯定有

4. 我能够哈哈大笑，并看到事物好的一面。
  A. 我经常这样   B. 现在已经不太这样了
  C. 现在肯定是不太多了   D. 根本没有

5. 我的心中充满烦恼。
  A. 偶然如此   B. 有时   C. 经常如此   D. 大多数时间

6. 我感到愉快。
  A. 大多数时间   B. 有时   C. 偶尔   D. 根本没有

7. 我能够安闲而轻松地坐着。
  A. 肯定   B. 经常   C. 并不经常   D. 根本没有

8. 我对自己的仪容失去兴趣。
  A. 像以往一样   B. 比较关心   C. 不太关心   D. 不关心

9. 我有点坐立不安，好像感到非要活动不可。
  A. 根本没有   B. 偶尔   C. 经常   D. 总是

10. 我对一切都是乐观地向前看。
  A. 一直如此   B. 经常   C. 很少   D. 几乎从不

11. 我突然发现有恐慌感。
  A. 根本没有   B. 偶尔   C. 经常   D. 一直如此

12. 我好像感到情绪在渐渐低落。
  A. 根本没有   B. 偶尔   C. 经常   D. 一直如此

13. 我感到有点害怕，好像某个内脏器官变化了。
  A. 根本没有   B. 偶尔   C. 经常   D. 一直如此

14. 我能欣赏一本好书或有意义的广播、电视节目。
  A. 经常   B. 有时   C. 偶尔   D. 很少

评分标准：A记0分，B记1分，C记2分，D记3分。

本表包括焦虑和抑郁两个亚量表，分别针对焦虑（A）和抑郁（D）问题各7题。

焦虑和抑郁亚量表的分值区分为：0～7分属无症状；8～10分属可疑存在；11～21分属肯定存在。评分时，以8分为起点，即包括可疑及有症状者均为阳性。

第十章　与老年患者的沟通

···················· 导　语 ····························

　　按世界卫生组织对老年人的界定，发达国家 65 岁以上、发展中国家 60 岁以上即为老年人。在我国，由于生活条件和卫生条件的极大改善，人们的平均寿命逐年增长，而出生率却在逐年下降，因而老年人的比例迅速增大，人口老龄化已成为我国一个现实的社会问题。如何关爱老人，如何实现健康老龄化的目标，是我们每个医护人员必须关注的重大问题。

第一节　与老年患者的沟通技巧

学习目标

1. 了解老年人的心理和生理特点。
2. 掌握与老年患者的沟通方法和沟通技巧。

一、老年人的生理和心理特点

（一）老年人的生理特点

　　老年人随着年龄的不断增长，会逐渐出现一些衰退性表现，如组织器官储备能力减弱，各种功能减退，免疫功能下降，对外界适应能力降低，易出现各种退行性、感染性疾病。

（二）老年人的心理特点

　　老年人的心理变化是指心理能力和心理特征的改变，包括感知觉、智力和人格特征等。老年人的心理变化特点主要表现在以下几个方面。

1. 感知觉减退

老年人首先是视觉退化，随后听力、嗅觉、味觉、痛觉、触觉等出现不同程度的降低。

2. 智力减退

人的智力一般在 20～40 岁达到最高峰，以后逐渐下降。老年人智力衰退的速度因人而异，一般在 60 岁以后明显减退，但老年人智力的改变也受许多其他因素的影响，如教育水平、生活经历、生活环境等。

3. 记忆力减退

随年龄增长，老年人记忆能力变慢、下降，再认能力尚好，回忆能力较差，意义记忆能力完好，但机械记忆能力较差。老年人记忆能力与其生理因素、健康状况、记忆的训练、社会环境都有关系。

4. 人格的变化

人到了老年期，人格也相应有些变化，如对健康和经济的过分关注，容易产生不安与焦虑，易保守、孤独、任性、爱发牢骚等。

二、老年患者常见的心理问题

（一）过分谨慎、顾虑多

小心、谨慎是老年人的心理特征之一。老年人做事时，为追求准确性、避免错误，往往做事速度明显放慢。因此，在进行治疗和护理时，老人一般也小心谨慎，顾虑较多。

（二）多疑、固执

老年人由于视、听力减退及记忆功能减退，常常变得十分多疑、好猜忌，对自己的健康状况及身体某一部分过分关注，容易形成疑病症，因而紧张焦急，四处求医，一般性的说服解释和客观检查往往不能消除患者的疑虑。

（三）消极、悲观

老年患者，由于各脏器组织及功能的减退，当治疗目标一时难以达到或计划未能实现时，常常容易产生消极悲观情绪，从而变得沉闷、少言、少动、忧郁，严重者甚至形成老年性抑郁症。

（四）情绪容易波动

老年人由于疾病、精神压力的影响以及智力和活动能力的减退，情绪波动明显，常常不能调控自己的情绪，有时急躁易怒，有时焦急不安，或兴奋，或低沉，而情绪的波动常常影响或加重老人的病情。

（五）死亡恐惧

死亡是老年人不可避免要考虑和面对的问题，尤其是在生病期间，老年人容易产生明显的恐惧心理。

三、老年人的心理需求

老年人的心理需求一般可以分为如下三个方面。

（一）爱和归属的需求

老年人生病住院之后，离开了原来熟悉的环境，与朋友的交往也显著减少了，因而他们很容易产生失落感和孤独感。他们渴望在生活上能得到照顾与帮助，在心理上尤其是情感上期望能够得到温暖与关怀。

（二）自尊需求

老年人生病后，社会角色发生了变化，但他们还是非常希望人们像以前一样尊重自己，至少不能把他们当成"废人"来看待。因此，我们在同老年人进行交往时应该注意老年人的这种心态，以免挫伤他们的自尊心。

（三）求助需求

随着年龄的增大，健康状况的退步，老年人活动和生活自理能力都逐步下降，这时候越来越需要别人的帮助与照顾。这种需求如果得不到满足，他们就会产生忧郁、怨恨等消极情绪，甚至会产生被遗弃的感觉。

四、关爱老年患者的沟通技巧

每位老年患者都为国家、社会、儿女做出过不同程度的贡献。如今虽然丧失了发挥余热的机会，但依然有较强的表现欲和决策欲，特别在意医护人员和子女对自己的态度，因此，与老年人沟通，应充分顾及老年人的心理和生理特点。

护患交流十忌：
忌与患者开玩笑
忌给患者起绰号
忌给患者消极暗示
忌表情冷淡
忌缺少理解
忌不关心患者
忌不尊重患者
忌羞辱患者
忌传播患者信息
忌言而无信

（一）语言沟通的方法和技巧

1. 选择恰当的称呼

大多数老年患者都十分在意别人对他的称呼。护士称呼老年患者，不管他的身份、地位、仪表如何，应一律采用尊称。对新入院者，初步了解其身份，不妨试探地询问："请问老先生（或老太太）您的尊姓大名，曾在哪里任职，我怎样称呼您老呢？"得到对方的告知后，再以职务、职称、先生、师傅等来称呼。

案例 10-1

与老年患者的沟通示例

老年患者李某，男，64岁，因肝硬化入院治疗。遵医嘱应在明日抽血化验，下面是护士宋某和李某的一段沟通。

"李大伯，您好！我是明天的早班护士宋某。请问您是18床的李师傅吗?"

"您好，我是18床的李某某。"

"根据您的病情需要，医生为您开了化验单。明天早晨请您不要吃东西，也不要喝水，六点半我准时来为您抽血。您看方便吗?"

"好的，要化验哪些项目呀? 要抽多少血呀?"

"化验的项目有肝功能、血脂、血糖等，只抽5毫升血就够了。抽这点血不会影响您的健康，但对确认您的病情却十分重要。请您不必紧张，我会小心操作，再重复一句，明晨抽血前不要吃东西，也不要喝水，您记住了吗?"

"记住了!"

"您休息吧，明早我再来看您，夜间有什么事可按床头呼叫器，我们会及时为您服务的。李师傅，祝您晚安，明早见。"

2. 语言沟通的要求

与老年患者沟通时首先要耐心听取他们的主诉，理解他们的感受和体会，尊重他们的意见和想法。大多数老年人都有不同程度的听力障碍，因此在与他们交谈时应做到"三宜"，即"句子宜短、语速宜慢、音量宜高"，必要时要求患者复述你讲的内容，最后还要确认他们是否真的听清楚了、听明白了。

(二) 非语言沟通技巧

1. 耐心倾听患者的诉说

大多数老年患者都有怀旧情结，喜欢讲自己以往辉煌或苦难的经历。这时护士应耐心倾听患者的诉说，并做出适当的反应，千万不能有不耐烦、不在乎的表情，这样会伤害患者的自尊心，不利于沟通。

2. 及时了解患者的需要

老年人的行动已不像年轻时那么灵活了，生病之后生活的自理能力尤差，下床、如厕等都会感觉力不从心。护士应及时发现患者的困难并提供有效的帮助，让他们感到温暖。

3. 善于发现患者的情绪变化

有些老年人情绪易反复、易急躁、易忧郁等，护士要善于发现他们情绪的变化，并分析导致情绪变化的原因，通过有效的沟通，消除他们的负面情绪，使他们安心接受治疗和护理。

案例 10-2

与长期卧床的老年患者的沟通示例

患者滕某，女，69岁，农民，因脑梗死入院，目前左侧肢体偏瘫，背部有一个 4 cm×3 cm 的褥疮。因家人疏于照顾，已形成破溃性水泡，情绪异常烦躁。护士夏某拟对她做褥疮护理。下面是护士夏某与患者滕某的一番交流。

"滕大娘，您的背部是不是很痛？我现在给您做一些护理。您的褥疮已很严重，再不处理，就会感染溃烂，那时您的痛苦就更大了。"

"我快疼死了，好姑娘，快来救救我！"

"我先帮您侧过身来，并给您按摩一下背部，以改进局部血液循环，促进营养吸收。现在为您换药，有些痛，请您忍耐一下，马上就好。"

"疼呀，疼……"

"对不起，刚才动作重了些，再忍耐一下……好了。（面向滕大娘和家属继续交代）滕大娘今后要尽可能不断变换睡觉姿势，每两小时要翻一次身。做到勤翻身、勤按摩；同时还要注意增加营养，以增强皮肤抵抗能力和组织修复能力。只要做到这些，滕大娘的褥疮一定会好起来的。"

4. 恰当的触摸

老年患者的性别特征已不十分明显，无论对男性或女性老年患者均可使用触摸，适宜触摸的部位是双手、肩部和上臂等。恰当的触摸会使患者感到亲切温暖、有安全感，觉得你并没有嫌弃他。

5. 注意安全

老年人行动不够灵活，病情复杂，沟通时应防止各种危险的发生，如滑倒、坠床、病情突变等情况，要安置好老年人的体位，必要时备好抢救药品和器材。

五、为老年患者进行健康教育时的沟通要求

老年患者的健康教育具有涉及面广、内容多、形式多样化等特点，主要有下列几种类型：人生特殊阶段的健康教育；季节性疾病防治的健康教育；不同年龄段易患疾病防治的健康教育；常见病、多发病的健康教育；传染病防治的健康教育等。

因为老年患者的视力、听力和记忆力逐渐减退，对他们进行健康教育的内容方式和要求应与年轻人有所区别。

（一）健康教育前的沟通技巧

1. 选择合适的教育内容和方式

根据老年患者的文化程度、理解能力、个人需求以及所患疾病的特点等选择合适的健

康教育方式。一般来说，对疾病的病因、发病机制、治疗和愈合等内容宜用口授的形式，并辅以如音响、视频、模型等，做到既形象又生动，患者也乐于接受。对于治疗和护理方面的技能，除口头讲解外，还应对每个步骤的要领、细节做出示范、指导才能取得较好的效果。

2. 储备丰富的保健医学知识

老年人所患疾病多为慢性病，恢复慢，病程长。他们在长期治疗过程中，已积累了不少与所患疾病相关的医疗常识，所谓"久病成医"。但是，他们所了解的这些常识往往是不系统的、片面的。正因为如此，老年患者特别是有一定文化水平的老年患者，总喜欢向医护人员请教一些有关治疗、康复等方面的医学知识，有时他们所提的问题还十分专业。为了与他们进行有效的沟通，医护人员就应当有较丰富的保健医学知识储备；否则，很难赢得他们的信任。而一旦失去这种信任，正常的健康教育工作也就很难开展。

案例 10-3

为老年患者实施心电监护的沟通示例

患者丁某，女，63 岁，教师。因心律失常、室性早搏频发。护士兰某为她实施了心电监护。下面是她俩的一席交流。

"丁老师，您现在哪里不舒服？"

"哎呀，不知为什么，心慌得厉害，难受……"

"您感到心慌主要是由频发室性早搏引起的。所以现在要对您实施心电监护，以随时观察您心率、心律的变化。（此时发现丁某有些紧张）您不必紧张，这种监护既无痛苦，又不影响您休息。"

"真的吗?! 我不紧张了，开始吧！"

"丁老师，请平卧，解开上衣扣子，露出胸部……好，就这样。我要把电极片贴在您的胸部。再贴附之前，需要把皮肤打磨一下，可能有点痛，请忍一下……（打磨皮肤）痛吗？如吃不消，随时告诉我……再坚持片刻……好了。监护仪已显示出您当前的心率是每分钟 95 次，心律不齐，有偶发性早搏。现在可以把衣服穿起来。"

"小兰，这要监护多长时间。"

"正常情况下，要监护 24 小时，那时如果您的室性早搏明显减少，我们就会撤去您的心电监护仪。从现在起，您可以正常休息，只是翻身时要小心些，不要把导线和电极片拽脱，以免影响监测效果；另外，电极片可能会引起皮肤瘙痒，如有这种情况，可随时告诉我们为您更换电极片。在中心监护室我们可以观察到您心电图的变化情况，如有异常，我们会及时处理。"

(二) 健康教育时的沟通技巧

1. 沟通时应体现对他们的尊重

老年患者住院后日常生活被迫中断，会感到空虚无聊；也有些患者长期受疾病的折磨而表现得悲观失望。沟通时护士应充分体现对他们的尊重，多用征询的口吻与其交谈，如"您看如何？""您看怎样？""您有什么想法？""您有什么建议？"等。

2. 根据患者理解能力的差异使用不同的表述方式

由于患者的文化程度、性别、职业、性格特征以及生活习惯的不同，他们对语言理解的能力存在很大差异。因此，应根据患者的理解能力采用不同的沟通方式。如对胃溃疡的发病几率的讲解，就应根据患者的接受能力来确定讲解的深度。对文化程度高者，可向其介绍幽门螺旋菌感染、胃酸分泌过多和胃黏膜保护作用减弱是胃溃疡发生的主因，如患者需要，还可详细讲解这三种因素各自在溃疡的发病过程中起什么作用等；而对文化程度低的患者，可仅介绍胃液的主要成分是胃酸，胃酸比食醋的酸度高很多倍，而胃黏膜比较娇嫩，很容易受伤而形成溃疡等内容。

3. 根据患者的需要调整沟通的内容和方式

进行健康教育时，强调双向交流，注意观察对方的反应。有的患者对你的讲解虽一味地点头，其实并未完全听懂；有的患者早已明白，但又不好意思拒绝，会显得不耐烦。因此，在沟通过程中，应注意通过观察患者的反应，及时对沟通的内容进行调整。必要时，还可要求患者复述所介绍的内容，倘发现患者对某个知识理解有误时，要及时予以纠正。

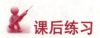 **课后练习**

活动1　为老年患者静脉输液时如何沟通

提示：老年人静脉较脆，血管条件不好，穿刺不易成功，穿刺后针头易滑出血管。因此要注意保护老年患者的血管。患者使用静脉留置针或深静脉置管时，需要每天进行护理，并指导患者如何才能保留静脉穿刺针。静脉穿刺操作前要做充分的解释，操作时动作要轻柔，操作完毕后要交代注意事项。

活动2　老年患者为家庭问题困扰时，应如何劝慰？

提示：有些老年患者性格内向、不愿与他人交往，倍感寂寞无聊；有时因与老伴或子女相处不佳，患病住院后无人照料；有的家庭经济条件较差，常为高昂的住院费用发愁……就其中一种情况，设计一个沟通情境。

第二节　与老年智能障碍患者的沟通

学习目标

1. 掌握与老年痴呆症患者沟通的技巧。
2. 掌握对老年患者进行健康教育的沟通技巧。
3. 推动老年患者健康教育的顺利开展。

　　老年人智能障碍多见于老年痴呆症患者，老年痴呆患者虽然出现记忆功能障碍、分析判断能力衰退、情绪改变、行为失常等症状，但他们仍是具有完整情感及理智的人。在与他们沟通时更应尊重、爱护他们。

一、与老年智能障碍患者沟通的一般要求

(一) 环境选择

　　与患者进行交流之前，应创设一个舒适的物理环境，光线、温度、通风状况适宜，这样可使患者情绪稳定，注意力容易集中。尽量选择其熟悉的环境，避免其他人随意出入，同一时间最好由一人与患者交流，周围人不要随意插话或代替患者回答，以免患者产生焦虑和挫折感。

(二) 交流时护士与患者适宜的距离

　　护理人员与患者交流时应位于患者的正前方，两者距离 0.5～1.2 m，初次接触距离可稍远一点，否则容易使患者产生受威胁心理；保持与患者平视的位置，关注患者的面部表情和口形以及时了解患者的反应。

(三) 增加患者的安全和信任感

　　每次交流前护士都要介绍自己的身份，沟通中即便患者的应答不合逻辑，也不要当面评判或者取笑他们。在为患者进行护理操作或诊疗时，疼痛会使患者感到恐惧，误认为是在危害他。因此，操作前护士应该反复进行说明，虽然不断地解释是重复、麻烦的，但对智力障碍的患者却是必要的。

（四）尊重患者的人格

不能因为患者精神异常而忽略他们的正常需求。另外，护理人员不应采取与小孩子说话的语气和态度与其交流，这样貌似关爱，实则会伤害患者的自尊心，有时也会助长患者的孩童心智和依赖心理。

（五）利用各种机会进行康复训练

老年痴呆的病情不可逆转且呈渐进发展，进行康复训练可维持一定的语言交流和生活自理能力，护士应该根据患者病情，制定一套切实可行的交流策略和康复训练措施，充分利用患者目前的智力。

二、针对患者不同症状的沟通要求

（一）与记忆功能障碍者的沟通

护士可通过与患者交谈判断和识别患者记忆功能障碍程度。对于这种患者护士应多采取语言性沟通，语句要简短、明确、清楚，尽量使用习惯语，语速放慢，音调放低，音量放大。不断地对患者进行提醒，对地点、活动、人物等信息进行重复；或将患者过去愉悦的经历重复说给患者听，以激发患者的记忆，从而唤起他们的积极情绪。

（二）与分析判断能力衰退者的沟通

分析判断能力衰退是老年痴呆最常见的症状。由于患者智力的减退，分析、判断能力也随之衰退，主要表现是与之交谈时反应迟钝、对答简单、构音不清，有时甚至失去理智，处于偏执状态。对于这样的患者，为了达到良好的沟通效果，与他们交流时一次只能问一个问题，并耐心等待回应，必要时重复1～2次，再用反问句核实患者要表达的意图；如要转换话题，应该提前做出提示，如"我们刚刚说完了您的治疗情况，接下来再说说您的饮食情况好吗？"等，否则患者由于思维缓慢，不容易及时转换话题。在沟通中，护士一般不采用暗示性语言和方法，因为这样对患者不起任何作用，可适当地夸大表情、手势等身体语言增强交流效果。在患者思维混乱、失去理智的情况下，不要训斥或采取强制手段，应暂时回避，待气氛缓和后再继续交流。

（三）与情绪不稳定患者的沟通

老年痴呆症患者的情绪往往是不稳定的。当他们焦虑、恐惧时，护士要以亲切的态度、舒缓的声调与患者交谈，采用非语言行为对他们表示理解，以得到他们的信任，使者产生安全感；当患者哭泣时，不要阻止他们，可坐在他们身旁，轻轻安抚他们，待患者停止哭泣时，利用倾听的技巧鼓励他们说出原因，使患者的情感得到宣泄；当他们发怒时，应耐心地询问原因，再帮助患者化解愤怒。平时注意多以一些开放式的提问沟通，一次提出一个问题，并把问题说得简单而清楚，给病人留出充分的思考时间，避免同时提出多个问题或提出一些难以做出准确回答的问题，以免使老年患者一时难以回答而出现紧张或发怒情绪。

课后练习

活动　指导智能障碍患者服药

提示：老年人患病种类多，服药种类也非常多，指导他们用药时要拿着药瓶边讲边比划，并要求患者进行复述或用笔记下来，以防漏服、错服。

案例10-4

指导老年胃溃疡患者服药示例

胃溃疡患者辛某，女，63 岁。护士朱某在指导她如何服药的同时，作了一番健康教育。

"阿姨，感觉怎样？"

"最近觉得还好，只是偶尔反酸。不知还要吃多长时间的药才彻底治好。"

"您的胃病已经有二十多年了，现在胃部还坏了个小口子。可别小看这个小口子，它可没有手上的小口子好得快。"

"为什么？"

"让我来告诉您好得慢的原因。"

"人的胃内除了每天吃的食物之外还有胃液，胃液的主要成分是盐酸，这个盐酸的酸度是食醋的好几倍。胃黏膜比较娇嫩，整日浸泡在胃液中，就会使烂的地方不容易好。"

"噢，是这样，难怪有时消化不好，就会反酸。你看我应该怎么配合你们治疗呢？"

"枸橼酸铋钾和阿莫西林要服一个疗程，7～14 天；洛赛克要服两个月，硫糖铝要服一个月……"

第十一章　与临终患者及其家属的沟通

┈┈┈┈┈┈┈┈┈┈┈┈┈┈┈┈┈┈┈┈ 导　语 ┈┈┈┈┈┈┈┈┈┈┈┈┈┈┈┈┈┈┈┈

　　临终患者是生命行将结束的特殊群体，他们中有的是罹患了不治之症，有的是因诸器官老化而生理功能濒临衰竭。临终关怀就是对这类患者和家属实行的一种全方位护理，它包括生理、精神和社会三个方面。对患者来说，要尽量减少其精神上、肉体上的痛苦，使其生命得到尊重，生活质量得到保障，安全地走完人生的最后历程；对患者家属来说则主要是进行心理抚慰，减轻其失去亲人的痛苦。由于临终患者的年龄、性别、疾病、生活阅历的不同，他们的心身特征和心理承受能力也存在明显差异。一般来说，急性临终患者临终期持续时间短，心理反应较为强烈，家属面对突如其来的沉重打击表现得震惊和不知所措，往往一味沉湎于悲伤之中；慢性临终患者由于受长期的病痛折磨，早已身心俱疲，几近麻木，但仍然存有强烈的求生欲望，对死亡依然极度恐惧，家属虽已逐渐接受现实，但因长期陪侍的辛劳，精力、财力严重透支，忧伤、无奈的心情可想而知。如何与这些不同类型的患者及其家属进行有效的沟通，使之安然渡过这一人生难关，确实需要护士具有较强的沟通意识和技巧。

第一节　与临终患者的护理沟通

学习目标

1. 掌握与临终患者沟通的技巧。
2. 通过沟通使临终患者身体舒适、心情平静。
3. 通过沟通使亲属接受现实。

　　在临终患者中，有对生死概念尚浑然不知的小儿；有初享人生欢乐的花季少年；有刚踏入社会欲大展宏图的青年；有事业趋于成功肩负家庭社会重大责任的成人，当然，更多的是那些本该颐养天年的老人。尽管每个人都无一例外，或早或晚地会面临这一关口，但我们都希望这一天真的到来时，在现代医学的支持或帮助下，使他们能够走得淡定些、有尊严些，并把带给个人和亲朋好友的痛苦程度降至最低。

一、语言和非语言沟通技巧

（一）语言沟通技巧

1. 措辞谨慎

大多数临终患者均不愿提及"死"字，存在否认现实的心理防御机制。护士不要刻意向患者澄清真实病情，把护理的重心转向帮助他们合理安排生活、丰富生活内容、提高生活质量等方面；对能够坦然面对的患者，可以通过交谈了解其愿望和心愿，也可以谈谈以前的生活经历以及目前的烦恼和担忧等，以此缓解患者精神上、肉体上的痛苦。

2. 恰当运用语言暗示

暗示是心理治疗的方法之一。在与临终患者沟通时要恰当地运用积极暗示法来构建沟通的桥梁。有的患者虽已知自己大限将至，但却不愿接受别人的怜悯和同情，可通过关切的眼神、温和的话语、适当的触摸等给予支持和帮助，此时无声胜有声。

（二）非语言沟通技巧

1. 设法解决患者的躯体不适

临终患者可能会产生较多的躯体不适，如眼部刺痛、流泪、畏光，耳朵会听到异常声音，腹肌痉挛，腹痛，恶心，呕吐，关节和肌肉酸胀等。这些躯体上的不适均可影响其休息和睡眠。护士要理解患者的感受，尽最大努力减轻其躯体的不适和痛苦，保证其生活质量。一般来说，在患者忍受剧烈疼痛的时候，除了给予必要的止痛措施外，触摸给患者的感觉最好，因此也是最好的沟通方法。护士可以坐在患者的床边，握住患者的手或者给予轻轻的抚摸，有利于稳定病人的情绪。

2. 提供舒适的休养环境

临终患者因各系统功能逐渐减退以及感觉、知觉发生改变，他们在精神上和肉体上会出现很多不适。不同的临终患者对生命的意义有不同的体验，其心理反应也就不同。另外，治疗和护理等干扰因素也会影响他们的休息和睡眠。因此，应尽量将其安排在单人病房，为其提供舒适的休养环境。临终病房的护士应仪表端庄、成熟稳重。

3. 照顾患者的情感需要

因意外导致濒临死亡的患者的临终期较短，常常出现来不及见到亲友而离去的现象，这时护士应主动设法通知其亲友到场，与患者见最后一面，这会让患者和家属非常感激。对慢性临终患者在陪护或探视的规定方面应提倡"人性化"，不妨鼓励家属参与对患者的护理，满足患者的身心需要。

4. 尊重患者的生活习惯和宗教信仰

　　临终患者的生活习惯和宗教信仰不尽相同，对待死亡的态度以及丧事仪式也存在差异。他们在临终前，可能会提出各种要求，有些要求在常人看来是无理的甚至是荒唐的。对此，家属和护士都要理解，并竭尽所能，尽量完成患者的这些意愿。

案例 11-1

满足患者的情感需要

　　某女患者，22 岁，因白血病进入弥留之际。护士曾与她进行了这样的沟通：

　　护士："最近感觉如何？"

　　患者："这两天感觉没有力气，也不想吃东西，对什么都不感兴趣。"

　　护士："我理解你的感受，还有什么愿望可以讲，我们尽量帮助你。"

　　患者："想见的和该见的亲戚、朋友都已经见过了，就是心里还有一个愿望，估计难以实现了。"

　　护士和父母急切地问："还有什么愿望？"

　　患者："这是藏在心中已久的一个秘密，实在难以启齿，但再不说出来，恐怕真要成为终身遗憾了。"

　　护士和父母："我们都能理解你，大胆说出来。"

　　患者："××是我从中学到大学的同学，虽未明确恋爱关系，但彼此心仪已久。我自知将不久于人世，很想与他作最后的道别。只是他远在美国，这个愿望是难以实现了。"

　　父母这才醒悟了，女儿自小到大一直是乖乖女，总是按照父母安排的去做，她除了忙于学习、兴趣班之外，还有什么快乐呢？父母遂与远在美国的××取得了联系，两天后××果然来到患者的床边，陪伴她走完人生的最后路程，临终前患者脸上流露出的神情十分安详。

二、如何与临终患者谈病情

　　传统伦理观念认为，患者如果患了不治之症，医护人员应该绝对保密，以减轻患者的心理痛苦。但是，在临终关怀实践中发现，这种观念和行为存在一系列弊端，一是剥夺了病人的知情权，二是不尊重病人权利的表现，违背了现代医学伦理观。病人会从其他途径、治疗方案和他人的态度表情上发现一些不确定的信息，这反而增加了病人的猜疑和不安，同时还会降低病人对周围人员的信任度。虽然告知病情是医生的责任，但作为和病人朝夕相处的护士难免要应对患者的疑问。因此应该掌握沟通准则，适时对他们进行抚慰。

（一）因人而异的沟通技巧

　　在临终患者中，因出生、性格、文化教养的不同，他们对待生死的观念也有较大的差异，当生命行将结束之际，有的淡然处之，有的悲观绝望，有的极端恐惧。因此，在与他们沟通时，不能采用同一模式、同一内容和同一谈论技巧。

（二）护士能够进行支持性的沟通

护理工作人员自身必须有一个正确的死亡观，能够自然而平静地谈论死亡，并能够调节自身因考虑死亡而产生的焦虑心理，然后才能坦诚地鼓励病人说出其内心的真实感受，并进一步分析病人的问题和需要。当病人谈论死亡时，要积极应对，与病人共同讨论，并正确评估病人言辞的含义，给予其适度的支持和希望。切忌给予病人绝望的回答。

（三）沟通时机选择

晚期病人常常既受到病理性疾病引起的各种症状的困扰，还受到因死亡而引起的各种心理变化的影响。在这种情况下，沟通的时机就显得相当重要。护理人员不能仅从个人工作的便利和个人的情绪状态出发，随意安排时间与病人进行沟通，而要根据病人的生理状况、心理感受、习惯、喜好及承受能力，找准时机，选择病人最乐于接受和最需要的时候，并要采取最适当的方法。

（四）了解 WHO 的病情告知步骤和要求

1. 制订计划

病人在知道病情之前，往往很紧张，对医护人员有更多的依赖。医护人员应该制订一个计划，列出需告知病人哪些情况，分几个阶段告知，每个阶段告知哪些病情，下一步还需要做哪些检查，采取什么治疗方案，可能的治疗效果等。

2. 留有余地

告知病人病情的时候，要留有余地，以便让病人有一个循序渐进、逐步接受的过程。开始时可以用一些模糊的词汇，如"可能""也许""好像"等委婉地打开话题，然后根据病人的接受程度逐步深入。

3. 分多次告知

一次把信息全部告知病人，病人往往只注重接受不利的信息，而忽略了有利的信息，从而使病人感到失望。

4. 给病人希望

告知病人病情的时候，尽可能地给病人希望。

5. 不欺骗病人

护理人员可以有选择地将病情信息告知病人，但告知的部分必须是真实的，否则病人会对护理人员产生不信任感。

6. 给病人宣泄的机会并及时给予治疗

在告知病情的时候，允许病人发泄情绪并及时给予病人治疗。

7. 保持接触

告知病情后，护理人员应该和病人保持密切的接触，鼓励病人参与自己未来生活和治疗方案的制订。

三、与不同心理阶段晚期病人的沟通

晚期病人处在不同的心理反应时期，会表现出不同的态度和行为方式，临终关怀工作人员要根据病人的状况选择应用不同的沟通策略，才能进行良好的沟通。晚期病人一般都要经过五个心理阶段。第一阶段——否认期：当患者知道自己病情严重时，都会感到震惊和否认。往往四处求医或抱着侥幸心理希望是误诊。第二阶段——愤怒期：当病情危重时，否认难以维持，患者将因失去生命而恼怒。他们往往把情绪发泄到护士或家属身上，甚至拒绝治疗。第三阶段——讨价还价期：这时患者发怒暂停，为了延长生命，认为许愿或做善事也许能扭转死亡的命运，这一时期对患者是有益的，因为患者正在尽量用合作和友好的态度来推迟死亡的到来。第四阶段——忧郁期：患者看到自己向死亡走近，表现明显的忧郁、深深的悲哀，并时常哭泣。第五阶段——接受期：患者做好准备，平静地等待死亡。

（一）与否认期病人的沟通

否认是防止精神受伤的一种自我防御机制。在此阶段临终关怀工作人员不必破坏病人的这种心理防卫，不必揭穿他，可以顺着病人的思路和语言，如可以说"你这病是挺重的，但也不是一点希望都没有"，耐心地倾听病人的诉说，不要急于解决问题。适当的时候，给予一些引导。

（二）与愤怒期病人的沟通

愤怒是病人的一种健康的适应性反应，对病人是有利的。护理人员在沟通时要忍让、宽容病人的一切粗暴言辞，表达自己对病人的理解和同情，如可以说"得了这种病，谁都会心里不痛快，您就痛痛快快地发泄出来吧，也许会好受一些"。倾听仍然是很好的沟通策略，但要注意适时地回应，不要回避病人。

（三）与协议期病人的沟通

处在这一阶段的病人都能很好地与医护人员合作，配合治疗。临终关怀工作人员要抓住这一契机，进行必要的健康教育，如关于如何配合治疗、争取最好结果的健康教育以及关于死亡观念的指导和教育，同时，倾听病人的诉说和宣泄，运用触摸等技巧表达对病人的关爱、理解和支持。

（四）与忧郁期病人的沟通

此时病人的忧郁和沉默会对沟通产生消极影响，临终关怀工作人员要注意不要打断病人的沉默，也不要机械地破坏这种沉默。忠实的倾听是这一阶段最好的沟通方法。

（五）与接受期病人的沟通

病人做好了一切准备去迎接死亡，此时，临终关怀工作人员要经常陪伴在病人身边，运用一切可能的沟通技巧表达对病人的慰藉，如适当的触摸会使病人体会到来自人间的温暖。晚期病人会有其特殊的生理和心理表现，尤其是在心理方面的特征，更值得临终关怀护理人员的注意。在没有更好的治疗手段能够延长病人生命的时候，良好的沟通就是一剂能够慰藉病人心灵的良药。

案例 11-2

尊重患者的意愿

某肺癌晚期的患者，一直处于昏睡状态，突然变得非常烦躁，将头左右剧烈摆动，意欲拔出吸氧管，护士见状不知所措。其妻子趋前紧握患者双手，并在其耳边低语，患者渐转平静。之后，妻子坚决要求带患者回家，并打电话给牧师，请求到家里为患者主持告别仪式。后来在医生和护士的陪伴下患者安全到家，最后患者在熟悉的环境中，在亲人的陪伴下，安详地离开了人世。

课后练习

活动 1　如何向临终患者通报病情？

提示：向临终患者告知病情，应根据患者的接受能力及家属的意愿区别对待。

活动 2　如何了解临终患者的身心需要？

提示：有些临终患者能够明确说出自己的需要，而有些性格比较内敛，不愿说出来。护士可一方面间接向家属和亲友了解患者平时的习惯和需要，另一方面要善于从患者的一言一行中了解其身心需要。

第二节　与临终患者亲属的沟通

学习目标

1. 掌握与临终患者家属沟通的技巧，争取他们的配合和支持。
2. 通过沟通使患者家属能接受现实，节哀顺变。

　　每一位临终患者的亲属，面对即将永别的亲人，无一例外地都会悲痛万分。因此，护士除关注临终患者的身心需求外，还应关注家属的身心需求，使他们接受失去亲人的现实，合理安排以后的生活。

一、临终患者死亡前与家属的沟通

（一）与急性临终患者亲属的沟通

　　急性临终患者的亲属因突然失去亲人而表现得极为震惊，难以接受，不知所措，继而会出现创伤后应激障碍，甚至适应障碍。

1. 考虑家属的心理承受能力

　　临终患者家属失去亲人的悲痛心情是可以理解的，有的家属能够接受事实，表现平静理智；有的则比较情绪化，过于激动或悲伤。沟通时措词应委婉，用词宜客观、理性，还要考虑其接受能力，避免雪上加霜，否则家属会难以接受。

2. 恰当的语言安慰

　　临终患者家属承受了很大的心理压力，但在患者面前又不能表现出来，扮演这么一个"两面角色"是十分痛苦的。当他们在医护人员面前表达自己的心理感受时，除应耐心倾听外，还需要运用恰当的语言给予安慰。

（二）与慢性临终患者亲属的沟通

　　慢性临终患者的亲属因长时间陪侍，身心早已疲惫不堪，常有一些家属在患者离世后大病一场，或出现严重的抑郁情绪，难以应对今后的生活。因此，护士在满足临终患者身心需要的同时，也应关注家属的身心需求，在患者临终前后做好家属的心理抚慰工作，使家属能接受失去亲人的事实，合理安排生活。

1. 与家属共同面对困难

　　对临终患者，有些家属想亲自照顾，却不知如何着手；也有些家属沉浸在悲伤之中，忘记很多该做的事情。护士应理解家属的这种心情和反应，尽可能地给家属一些技术上的指导，帮助家属正确处理服侍中的难题。

2. 耐心倾听家属的诉说

　　临终患者的家属长时间的压抑会严重影响心理健康。当家属表达其心情或痛苦时，护士也许不知如何安慰才合适，也许任何安慰的言语都显得那么无力。遇到这种情况，护士不妨耐心倾听其诉说，并运用恰当的非语言沟通技巧（如温和的眼神、亲切和蔼的表情、恰当的触摸等）来表达对家属的理解，给家属以力量。

二、临终患者死亡时与家属的沟通技巧

（一）尊重患者和家属的意愿

　　由于文化、风俗习惯的不同，患者死亡时举行的仪式也存在差异，护士应尊重患者和家

属的意愿，尽最大可能使患者死亡时仪态安详、表情自然，有尊严地走完人生最后的旅程。

（二）态度严肃认真，举止得体

无论患者在何种情况下死亡，对其家人来说都是一件悲伤和痛苦的事，护士态度应十分得体，表现出对患者和家属应有的尊重。而绝不能在家属面前谈笑风生、若无其事，以免引起家属的反感。

三、临终患者死亡后的沟通技巧

（一）尸体护理

临终患者死亡后，应根据患者生前的愿望及家属的意愿做好尸体护理，尤其对那些因车祸或手术致肢体缺陷的亡者，应根据实际情形进行修补、整容或美化等，以示对死者的尊重，给家属以心理安慰。

（二）允许家属宣泄情感

面对亲人的死亡，每个人的悲痛心情都是相似的，但情感表达方式却存在差异。有些人情感外露，会大哭一场；有些人则比较内敛，强烈压抑痛苦；有些人采取否认的防御机制，回避事实；还有些人表现为行为退缩等。此时应允许他们宣泄悲伤的情绪，避免压抑、否认和回避等。此时语言的力量非常有限，可采用非语言沟通技巧，如陪伴、拥抱、触摸等，能取得较好的效果。

（三）定期回访家属

临终患者死亡后，其家属因性别、文化程度、心理承受能力、死者在家庭中的地位等的不同，适应时间也不等，有几个月、几年甚至终生。因此，护士不仅在患者住院期间要做好家属的心理安抚，患者死亡后也应定期回访家属，了解其心理状况，并提供及时有效的帮助。

🏵 案例 11-3

回访家属的沟通

某患者在医院去世一个月后，护士和医生到患者家里去看望，发现家属仍沉浸在悲伤中。家里一片狼藉，到处摆放着患者的遗物。医生和护士见状均无语，默默帮助其收拾完房间后，带家属到心理门诊就诊。心理医生认为患者家属存在明显的抑郁情绪，遂给予心理疏导。半年后，医生和护士再次来到患者家中，发现家里已经收拾得整齐、干净，未见患者的遗物，家属也以崭新的精神面貌迎接医生和护士，对医生和护士的帮助非常感激，并为上次的怠慢表示歉意。

课后练习

活动1　指导家属如何照顾临终患者？

提示：指导家属照顾患者要充分考虑家属和患者的接受能力和愿望。

活动2　患者死亡后，如何安慰家属？

提示：患者死亡后，任何语言安慰的作用都是极小的，此时护士可在家属旁边默默地陪伴，听其诉说心里的感受和想法，运用恰当的非语言沟通技巧给予抚慰。

活动3　患者死亡一个月后回访家属，如何与其沟通？

提示患者死亡一个月后，回访家属时应根据家属的反应、意愿和接受能力，给予针对性的生活指导和帮助。

第十二章 出院护患沟通

+++++++++++++++++++++++++++ 导 语 +++++++++++++++++++++++++++

　　与行将出院的患者进行沟通也是病区护士不可忽视的重要工作内容之一。众多出院患者中，根据病种、病情、治疗效果等因素的不同，大致可分为以下几种情形：一是经过住院治疗业已痊愈，可以恢复健康人生活的；二是经过住院治疗虽未痊愈，但病情已得到有效控制或改善，可以回家边服药、边休养的；三是为主客观条件（如医院的设施条件、医疗水平、收费标准等）所限，需要转科或转院继续治疗的；四是病情危重，转归无望，再继续住院已无实际意义的。因为出院患者的情况比较复杂，所以如何与他们进行有效沟通也就没有统一的模式，而必须针对不同的情况，确定不同的话题，采取不同的沟通方法和技巧，一方面，护士要帮助患者妥善办理出院的各项手续，顺利出院；另一方面，要缩短护患双方之间的心理距离，给对方留下一个美好的印象。另外，绝大部分患者出院后，都需要康复护理，以消除和减轻因疾病或手术导致的功能障碍。作为护士，也应对他们的康复锻炼进行指导，以提高康复效果，提升生活质量。

第一节 出院指导

学习目标

1. 了解出院的一般流程。
2. 掌握出院的沟通原则和技巧。

一、对出院患者进行全面指导

　　本着对患者高度负责的精神，护理人员应运用出院沟通技巧，对患者出院后应当注意的有关事项进行全面指导，包括康复训练、服药指导、卫生保健、饮食与营养以及日常生活中的诸多"宜"与"忌"等——交代清楚，将护理任务顺利交接到病人或其家属手上，确保治疗的连续性和有效性。

对每一位即将出院的患者，护士都必须做好以下工作。这些工作实际也是整个住院护理工作的重要组成部分。

（一）了解患者出院流程

（1）接到医嘱出院，告知患者及家属有关出院的注意事项。

（2）处理医嘱，整理病历，准备好患者出院后所需服用的药物。

（3）进行健康教育，其中包括康复训练、服药方法、卫生保健、饮食营养、生活禁忌、复诊时间等。

（4）核对住院费用，及时将所剩药品退回药房，打印费用清单交给患者或家属核对，并征求他们对医院及病区医疗护理服务的意见。

（5）通知住院处审核住院费用并结账。

（6）向患者发放出院小结及出院后服用的药物。

（7）协助患者整理用物，发放"爱心联系卡"。

（8）护送患者离开病房，必要时帮助提供交通工具。

（9）对床单、被套等物进行终末处理，整理病单位保持病室整洁。

（10）在交班本上记录患者出院报告。

（二）为住院过程画上一个完满的句号

遵照医嘱，督促、帮助患者或家属办妥出院手续，针对不同患者进行相应的出院指导，告知出院后的注意事项，做到定时复诊，定时接受电话回访，将医疗护理服务从医院延伸到家庭，从病人扩展到健康人，不断提升患者的满意度和健康意识，从而为住院过程画上一个完满的句号。

二、出院沟通应坚持的原则

（一）保证医学的权威性和可信性

医护人员依据现代医疗技术对患者所做出的诊断、治疗措施，具有不可置疑的权威性；但又由于个体间的差异性，其病情的变化和转归，经常不可避免地出现一些难以预测的情况。因此，在就上述问题与患者和家属进行出院沟通时，既要保证医学的权威性和可信性，又要避免权威过度，对患者做出武断的、草率的和不切实际的保证或承诺。

（二）保证治疗措施的连续性和可操作性

为达到彻底治愈的目的，有些疾病须在出院后做进一步的治疗，但在为其制订治疗方案时，应根据病种、病情、经济条件等具体情况有所区分，体现个体间的差异性，以最大限度地保证治疗和护理措施的连续性和可操作性。

（三）保证出院沟通的针对性和有效性

在护士与患者进行出院沟通过程中，除应主要考虑患者病情的转归程度外，也不要忽视患者不同病种之间在心理方面所存在的差异。一般来说，普通疾病患者出院时心理上常表现为或过度兴奋、或消极悲观、或担心缺陷；特殊疾病患者出院时心理上常表现为或过度释放、或心存侥幸、或抑郁自卑。应针对这些不同患者的不同心理特点，采取不同的沟通措施，确保出院后治疗措施的针对性和有效性。

（四）保证复诊和随访制度不流于形式

对有必要进行复诊和随访的患者，在出院前，护士应把复诊和随访的时间、地点、联系方式等向患者交待清楚，并将复诊和随访作为出院工作的重要内容，做到有布置、有检查，并将其列为医护人员绩效的考核内容之一。

（五）保证出院宣教工作全面到位

为把护理工作从医院有效地延伸到家庭，所有患者特别是尚未痊愈需要继续服药治疗的患者，出院前都要接受一次系统的健康宣传教育。其内容大致包括作息制度、生活禁忌、饮食营养、服药方法、康复训练等。值得注意的是，护士对不同的患者应各有侧重。

三、出院沟通的技巧

了解患者需求、明确沟通目的是做好出院沟通的必备条件；掌握沟通方法、把握沟通要点、规范沟通流程则是出院沟通的要点。如前文所述，由于出院患者的情况各异，出院时，沟通的内容、形式以及所采用的技巧也应有所不同。

（一）与痊愈出院患者的沟通

一般说来，这类患者所患病种单一，病程相对较短。经过住院系统治疗后，较快康复，且未留下后遗症。此时此刻，他们的心情是轻松的、愉悦的。因此与他们的沟通也就不存在障碍，除介绍一般的防病保健常识外，还可以对患者提一些要求或希望，不妨把沟通谈话转换成一次告别谈话。

案例 12-1

与心梗患者愈后出院的沟通示例

护士："李老师，您好！由于您的积极配合，康复得很快，管床医生通知您明天就可以出院了。请立即着手做好出院的准备，如需帮助，请随时告诉我。"

患者："我十分担心，出院后心梗症状又加重怎么办？"

护士："不必担心！这是给您的联系卡，上面有医院和病区的联系电话，有什么问题可以随时与我们联系；另外，我们也会定期对您进行电话回访。"

患者："出院后我还要注意哪些问题？"

护士："首先，在饮食上要做到低盐、低脂、低胆固醇，尽可能将把血压维持在正常值范围内；其次，要静养，心情不要急躁，避免剧烈运动，外出最好有人陪伴；再次，千万记住，急救药物随身携带，稍有征兆，及时服用。还有许多应注意的问题，健康手册上都有详尽介绍，请您回家好好看看。"

患者："谢谢您，听了您的话我感觉轻松了许多，可以放心出院了。"

护士："我们已把您的相关手续送到结账处了，请于明日上午 11 时前，到出院处办理出院手续。考虑到您的东西较多，我们已安排护工协助您儿子送您出院。"

患者："您想得太周到了，非常感谢！"

🔴 案例 12-2

与先兆流产患者出院时的沟通示例

护士："张女士，您好！您先兆性流产的症状已得到有效控制，目前情况稳定，胎心良好，可以出院回家保养。"

患者："出院后要注意些什么呢？"

护士："一要做好孕期卫生，二要注意休息，以静养胎，三要保证足够的营养摄入，四要保持愉快的心情。此外，还要定期进行检查，特别是 B 超监测胎心。"

患者："我特别担心胎儿发育是否健全。"

护士："不要担心，您可在怀孕 15～20 周时做唐氏筛查，怀孕 20～26 周时做三维 B 超检查。这些措施都可有效地降低新生儿缺陷。"

患者："出院后如果再次发生阴道出血，怎么办？"

护士："一般先兆流产保胎到 3 个月后，出血的几率极低，不要过分担心。只有保持愉快心情，加强营养，才有利于胎儿生长发育。祝愿您生一个健康、聪明、漂亮的宝宝。"

患者："太谢谢您了！听您一席话，我的心情好多了。请告诉我您的手机号码，以便随时向您请教。"

🔴 案例 12-3

小儿肺炎患者出院时与其母的沟通示例

护士："您好！真为您高兴，您的孩子已经痊愈，明天就可出院了。"

患者母亲："我仍然担心，孩子这么小，再发哮喘怎么办？"

护士："孩子小，抵抗力差，一遇风寒极易发展为肺炎。冬春季节尤其要注意保暖，尽量避免去公共场所，保证室内空气清新、流通，必要时可用食醋熏蒸消毒。当然，最重要的是增强孩子的体质。"

患者母亲："对这么小的孩子该怎样增强体质呢？"

护士："首先，要讲究科学喂养，除母乳外，要及时添加辅食，保证有足够、全面的营养成分，不让孩子养成偏食、挑食的坏毛病；其次，养成良好的卫生习惯，加强锻炼，冷暖有度，勿使孩子受凉、受暑；再次，按时预防接种，定期进行健康检查。"

患者母亲："出院后，我们还要注意哪些事项？"

护士："孩子肺炎初愈，要适当减少活动，避免活动量太大的游戏，在饮食起居等一切方面都要倍加呵护，不能疏忽。待到 3 岁半之后，这种状况就会有所改观。俗话常说，孩子要长过三冬四夏，就是这个意思。"

患者母亲："您说得太好了！看来养育孩子光有爱心是远远不够的，还要讲究科学。"

护士："没错，您的这一认识很重要。如今介绍科学育儿常识的书籍报刊相当多，建议您结合自己的实际情况，有选择地学一学，用一用。"

患者母亲："好的，我一定按您说的去做！"

护士："您真是一位称职的好妈妈！"

（二）与尚未康复出院患者的沟通

此类患者经过一段时间的住院检查、治疗，或已确诊，或病情已得到控制，或健康状况已有明显改善，一般不再需要手术、输液等治疗手段，出院回家后可以边服药边休养。与这类患者沟通有两个重点：一是针对患者的实际情况分析利弊，强调出院回家后边服药边休养更有利于疾病的恢复；二是详尽交待出院后在生活、服药、锻炼、复查等方面应当注意的事项。

🔖 案例 12-4

与胃癌患者术后出院的沟通示例

护士："张阿姨，您好！您的手术切口已完全愈合，医生通知您可以出院了。"

患者："小王，我已知道自己得的是胃癌，不知还有几年好活？我实在放心不下尚未成家的孩子。"

护士："张阿姨，您不必过于悲观。您的病发现得早，手术又十分成功，只要积极配合治疗，一定会好起来的。出院后好好休养，准备一个月后来医院接受化疗。"

患者："出院后我还要注意哪些问题呢？"

护士："胃切除后需要注意的事项很多，健康手册上说得十分详细。回家后让您女儿好好讲给您听。其中最重要的是饮食，因为术后胃容量受限，宜少量多餐，食物应富含营养、易于消化，以后慢慢过渡至普通饮食。尤忌生冷、坚硬、辛辣有刺激性的食物，忌暴饮暴食，戒烟、戒酒。其次，要心情舒畅，避免过度劳累、忧伤。再次，要注意用药安全，严格按照药品说明书和医嘱服用，避免使用对胃黏膜有损害的药物，如阿司匹林、消炎痛、皮质类固醇等。"

患者："感谢您 10 多天来对我的照顾！能把您的手机号告诉我吗？"

护士："可以，有什么问题可随时与我们联系。"

（三）与转科或转院患者的沟通

转院是临床中的常见现象，如何处理和解决转院中的护理问题，是医院服务理念、服务质量以及管理水平的综合体现。临床常见的转院大致有以下几种情况：一是入院时诊断尚不明确，后经确诊，需转入相关专科医院治疗的；二是患者病情恶化，医院治疗条件欠缺，需要转入上级医院治疗的；三是患方对本院医疗护理服务不满意而要求转院治疗的。与这些患者进行沟通容易出现的问题有：护士忽视了患者或家属的知情同意权，护患沟通不足，造成患者和家属各种猜测而情绪波动；患者病情严重，医护人员只忙于治疗、抢救、办理转院手续，忽略对患者及其家属的解释说明；患者因病情复杂，情绪极度焦虑，迁怒于医护人员，引发护患纠纷等。针对以上原因，护士应根据患者的病情，细致耐心地做好解释说明工作，适当介绍所去医院的情况，使其有一定的心理准备；对病情较重需要护送的患者，向接诊医生提供病情及诊疗情况，告知患者带上完整的病历资料，避免不必要的重复检查；同时对患者亲属也应做好安抚工作，争取他们的配合与支持。

📕 案例 12-5

与重症患者转院的沟通示例

患者王刚因车祸致昏迷被急送县医院脑外科治疗，家属闻讯赶来，情绪失控，认为该院抢救条件有限，坚决要求转往省人民医院救治，下面是转院前，护士长李梅与患者母亲的沟通对话。

护士："王妈妈，您好！根据您的要求，我们同意王刚转院治疗，由于距省医院较远，车程约40分钟，路况也不太好。途中可能出现病情变化，您坚持要转院吗？"

患者母亲："是的，你们医院条件太差，会耽误孩子的。"

护士："好的，我理解您的心情。根据有关规定，请您签字同意后我们才能办理转院手续，希望您理解。不过您放心，我们将派出一名医生和一名护士全程陪送，途中监测病情，继续进行输液、输氧、呼吸机辅助呼吸等治疗，您能配合吗？"

患者母亲："当然。"

护士："需要提醒的是，您的儿子现在可能存有听觉，您的表现可能影响他的心绪，加重他的出血，您能注意一下吗？"

患者母亲："我一定注意。谢谢你的提醒。"

（四）与病情危重、转归无望的患者及其家属的沟通

这类患者中，有的是年事已高、生理机能严重退化的老人，有的是罹患绝症、无药治疗的癌肿患者，有的是遭受意外灾害、抢救无望的伤员。这类患者普遍悲观、脆弱、多疑、敏感。对他们虽然很难实现真正意义上的沟通，但却应当给予更多的同情和关爱，有时还需要用善意的谎言来"欺骗"他们，让他们在生命的最后历程，生活得有质量、有尊严。

课后练习

活动1 情境模拟

依据下列情境，轮流开展出院前的护患沟通活动。

情境1：患者某某，女，11岁，小学生，急性肺炎，住院治疗1周，完全康复出院。

情境2：患者某某，男，48岁，公务员，慢性肝炎急性发作，住院治疗2周，病情已稳定，出院回家疗养。

情境3：患者某某，女，29岁，教师，怀孕约38周，肺结核病史10年，因感冒咳嗽、咯血住院治疗10天，感冒愈，咯血止，但出现早产征兆，拟转入妇产科保胎、待产。

情境4：患者某某，男，65岁，农民，胃癌，术中发现癌细胞严重转移，遂中止切除手术，应家属要求回家静养。

活动2 对自己所做的出院沟通进行检查评估

提示：

（1）是否按照出院工作流程为出院患者办理出院手续？

（2）患者和家属是否了解出院小结内容，熟悉服药、康复等相关知识？

（3）患者对医务人员的信任度和满意度如何？

第二节　康复指导

 学习目标

1. 了解康复患者的心理特点。
2. 正确掌握康复治疗中护患沟通的技巧。
3. 与康复患者建立较为良好的关系。

　　康复医学是一门新兴的医学学科，这门学科的使命是：消除和减轻人的功能障碍，弥补和重建人的功能缺失，改善和提高人的各方面功能。康复护理除包括一般基础护理内容以外，还包括应用各科专门的护理技术对患者进行残余机能的"恢复"护理。需要接受康复护理的多数是老年病人、残疾人、慢性疾病患者与某些急性伤病者，他们大多活动受限或需要卧床休息，往往自理能力较差，心理状态不佳。康复护理的目的是让他们身体功能恢复的同时，在心理及社会适应方面也得到康复，最终能真正地回归社会。

一、康复指导的原则

康复护理中需要护士灵活运用沟通技巧，反复认真地向患者和家属介绍康复知识，如告知训练计划、训练方法、预期效果等，消除患者因身体伤残缺陷或治疗时间过长而产生悲观失望甚至轻生的念头，从而振奋精神，树立克服困难、战胜疾病的信心。

欲与康复对象进行有效的沟通，必须掌握语言和非语言沟通的技巧，以情取信，以优取胜，缩短护患之间心理上的距离，做到相互理解、相互信任，最终达到解除患者痛苦、早日康复的目的。

（一）耐心倾听

康复患者由于自身功能的退化或缺失，容易产生自卑、急躁的心理。在沟通时，应尽量选择患者感兴趣的话题来谈，耐心倾听他们的感觉与想法。

（二）平等交流

在沟通过程中，应尊重康复患者特别是残疾患者的人格。一切护理措施的实施，都要征得患者的同意，尽可能满足他们的合理需求。

（三）针对性沟通

不同患者的心理反应有明显的差别，要根据患者的知识水平、理解能力、性格特征、心情处境等，选择患者易于接受的语言形式和内容与之沟通。

（四）同情有度

康复患者特别是残疾患者更易受到人们的关心和同情，但他们与健全人一样，也有很强的自尊心，并非事事处处依赖他人。过度同情乃至怜悯，只会适得其反。

📖 案例 12-6

鼓励患者树立康复信心

周先生，34岁，空调安装人员。在一次施工过程中，不慎从高处坠下，致脊髓损伤。住院2个月，仍未见好转，内心十分焦虑。李护士是一名很有经验的护士，她与周先生进行了如下沟通：

李护士："周先生，您好！今天感觉怎么样？"

周先生："能怎么样呢？来都来这了，还不是任你们摆布？"

李护士："情况并不是你想象的那样，王医生已根据您的病情为您制定好了下一阶段的治疗方案。您的情况并不是很糟糕，只要您配合治疗与护理工作，您还是可以恢复健康的。以前我院也收治过和您一样的患者，他们最后恢复得都还不错。您也不必过于担心以后的生活是否有保障，实在不行可以换一份工作。您还很年轻，生活虽然向您关闭了一扇门，但它同时又会为您打开了另外一扇窗，会给您新的希望。最重要的是你自己要有信心！"

二、与残疾康复患者的沟通技巧

（一）称呼要尊重

称呼生理上有残疾的患者，同样应当做到和蔼亲切，称呼不仅不能涉及它们的残疾之处，更不能拿他们的残疾之处开玩笑，如称呼腿部有残疾的，不能含"跛子""瘸子"之类的词，称呼视力有残疾的，应避讳"瞎子""瞎说"等词语，以免伤害他们的自尊心。

（二）目光、神情要友善

与残疾患者交流时，目光和神情要友善，对他们残疾的部位要用正常的目光看待，千万不要显示出恐惧、惊讶的神情，也不要把目光长时间停留在残疾部位仔细打量。

（三）对话交流有禁忌

在与残疾患者交流时，同样应当使用文明礼貌的语言，"请"字当头，"谢"字收尾。首先，交流内容要特别注意回避涉及生理缺陷的词语和内容，如"你是怎样残疾的""你家里还有残疾人吗"这类的话题。其次，要充分考虑他们因残疾而可能在交流上存在的困难，如与智力存在障碍、接受能力极差的患者交谈时要注意放慢语速，言简意赅，必要时可以重复重点词语。又如给盲人指示方位要清楚详细准确，如"把水杯放在你左前方半米处"就比"把水杯放在这里"要清楚得多。

（四）多采用体势语言

有不少残疾患者同时存在语言障碍，与他们沟通时要更多地采用非语言的表达方式。如与聋哑患者沟通，护士最好能掌握一些哑语；又如对脑瘫患者，可使用多种形式的肢体语言，或呈现图文对照的交际板或借助手册进行交流。

三、与老年康复患者的沟通技巧

老年患者康复锻炼所需的时间长，难度大，效果差。为增强他们的康复效果，提高愈后生活质量，必须对康复锻炼中的护患沟通提出更高的要求。除应掌握护患沟通的一般原则和基本技巧外，尤应针对老年患者的心身特征，具体做到以下三点。

（一）有的放矢，投其所好

绝大部分老年患者的自尊心都很强，十分在意晚辈的态度和评价，稍有不称心便牢骚满腹，大发脾气。护士应根据他们的生活背景、不同性格特点进行交谈，尽量做到有的放矢、投其所好。沟通时应多用尊称、谦语和敬语，多用商量而不是强制的口气，如"老大爷，这样做是不是舒服一些？"

（二）有一颗热诚为患者服务的心

老年患者因病住院，暂时得不到家庭的温暖，普遍感到痛苦、孤独和无助，十分渴望得到体贴和关爱。当然护士不可能像家属一样，对患者的生活起居全面照顾，但只要有一颗热诚为患者服务的心，那么你的一言一行乃至一个微笑、一声问候都能使患者倍感温暖。

（三）不厌其烦，反复讲解

步入老年后，身体的各项功能都已衰退，他们的视力、听力、记忆力、理解能力、反应能力都远不能和年轻人相比。因此，护士在与他们进行康复锻炼的沟通中，对每一个细节每一个要领，都要不厌其烦，反复讲解清楚，有的还需要做出示范，务必使他们彻底明白，牢固掌握；操之过急不仅达不到预期效果，还有可能给他们造成新的伤害。

课后练习

活动 1　与颈椎患者施行牵引时的沟通

提示：精神紧张可以改变颈椎曲度和重心关系，从而引起疼痛，因此应设法减轻患者的心理压力。颈椎病患者绝大多数预后良好，并有自限性倾向，护理得当生活质量基本不受影响。颈椎病的病程长，治疗方法多样，企图通过一次治疗和一种方法治愈是不切实际的，要引导病人克服急躁情绪，主动配合治疗。

案例 12-7

与实施牵引术的颈椎病患者的沟通示例

刘先生，45 岁，司机，因颈椎病入院，在为其实施牵引手术时产生了急躁情绪，护士小孙就此与他展开了一番沟通交流。

刘先生："护士，我住院已经一个星期了，怎么还是这么疼呢？"

孙护士："刘先生，颈椎病的治疗是一个漫长的过程，您一定要有耐心！"

刘先生："我的病情是不是很严重？听说以后连抬头低头都不行！"

孙护士："不会的！只要你能很好地接受治疗，一定会好起来的！"

刘先生："我已做了一周的牵引仍没有起色。到底需要多久呢？"

孙护士："每个人情况是不同的，下周主任帮您检查后，到时您也可以询问他！您不要着急，否则治疗不彻底的话，以后还会反复的！"

"好的，谢谢你了护士！"

"不用谢！以后有什么问题可随时按铃叫我！"

🔴 案例 12-8

与脑瘫患儿父亲的沟通示例

患儿阳阳，3岁，早产，脑瘫。患儿的父亲思想负担异常沉重。护士小王与他进行了一番沟通交流。

"阳阳爸爸，您今天不上班吗？"

"宝宝这样，我真是没法上班，厂里我已经请假了，要扣工资就让他扣吧，阳阳身体最重要！"

"工作还是要保住的，阳阳治病也要用钱呀！"

"这倒是！我这不是着急嘛！谢谢你啊，小王！"

"不用谢！"

"想到阳阳的病，我们对未来一点盼头都没有了。"

"你们也不用太着急，我们科曾接收过上千例像阳阳这样的病人，据我所知，绝大部分患者都是有很好的治疗效果的！你们家长一定要有信心啊！"

"是吗，那就好！宝宝以后还能像别的小孩那样上学、上班吗？"

"这个现在说还过早，要等治疗一段时间以后看病情的转归情况。不过，你们也要做好心理准备，不是每个小孩都可以完全恢复的！小孩以后的生活自理能力也许会受到影响。"

患儿父亲听后，虽然有些失望，但显得没有那么焦虑了。

活动 2　与脑瘫患儿家属的沟通

提示：引导患儿家属正确认识疾病，了解该病治疗是一个长期的过程，治疗的目的是尽可能使患儿趋于正常，把后遗症的风险降至最低。

附　录

附录1　护理（助产）专业学生交谈沟通能力调查问卷（前测）

亲爱的同学：

首先感谢你对本次问卷调查的大力支持。

沟通是护士的职业核心能力之一。沟通是护理活动的基础，它贯穿护理活动的全过程。为提高护患沟通教学效果，切实提升学生的沟通能力，特设计该份问卷，真诚地希望你积极参与，根据自己的实际情况在合适的等级上打"√"，以帮助我们更好地改进该门课程的教学，进一步提高教学效果。顺祝学习顺利！

项　目	优秀	良好	合格	不合格
	4	3	2	1
1. 对自己的交谈能力的满意程度				
2. 能较好地运用微笑以助沟通				
3. 能较好地运用表情和眼神以助沟通				
4. 能恰当地进行自我介绍				
5. 能恰当而有礼貌地称呼对方				
6. 在与患者交谈前能很好地调整自己的情绪，保持镇静				
7. 对于交谈中发现问题和解决问题具有责任心				
8. 能较好地运用倾听技巧				
9. 能较好地运用提问技巧				
10. 能较好地运用核实（重复、澄清）技巧				
11. 能较好地运用反映技巧				
12. 能较好地运用阐释技巧				
13. 能较好地运用沉默技巧				
14. 能较好地运用提问技巧				
15. 鼓励对方对自己的工作提出反馈意见				
16. 乐于接受对方积极的反馈意见				
17. 能对帮助自己的人表示感谢				
18. 交谈沟通时尊重对方隐私				
19. 能对自己的缺点和不周到之处表示歉意				
20. 能恰当地运用触摸技巧以助沟通				
21. 注重衣着修饰，符合专业化标准				
22. 恰当和及时地对患者、家属、同事表示问候				
23. 乐于为患者、家属、同事提供一些帮助				
24. 能及时地称赞别人				
25. 在护理实践中严格要求自己，努力奉献				

附录 2 《护患沟通》课程实习报告

姓　名 _____　　班　级 _____　　学　号 _____

实习医院 _____　　实习科室 _____　　沟通时间 _____

一、沟通前准备

（一）资讯来源

1.□自己以前对患者的了解　　2.□从其他护士、主管医生处间接获取

3.□查阅病历或检验资料　　4.□其他

（二）沟通地点与环境

1.□患者病房　　　　2.□专门的会谈室

（三）沟通目的

1.□入院介绍　2.□治疗护理　3.□健康教育　4.□出院指导

（四）沟通方式

1.□专题面对面沟通　2.□利用治疗、护理间隙沟通　3.□其他

二、沟通过程

（一）初期的一般性交谈

主要任务有：□相互介绍　　□了解患者目前的病情、状态　　□建立信任关系

1. 患者的情绪是：(1) □平静　(2) □焦虑　(3) □恐惧　(4) □忧郁

　　　　　　　　(5) □易激动　(6) □无反应

2. 患者的躯体不适有哪些：_____

3. 你进行自我介绍了吗？(1) □是　(2) □否

4. 你与患者的信任关系已经建立了吗：(1) □是 (2) □否，具体表现有：_____

5. 你与患者初期一般性交谈进展得顺利吗？（如选 1，可直接做（三））

(1) □顺利　(2) □不顺利（原因是_____）

6. 若初期一般性交谈不顺利，你是如何处理的？

(1) □不理会，继续交谈　(2) □找出并消除障碍后再交谈　(3) □与患者约好换个时间再谈

（二）进展期的深入会谈

任务：逐渐进入主题实现沟通目的。

1. 你是如何引出主题的？(1) □直接表达 (2) □含蓄、婉转地叙述 (3) □通过病例

2. 患者能够理解沟通目的吗？　　(1) □能　　(2) □不能

3. 沟通过程中患者反应积极吗？　(1) □积极　(2) □不积极　原因：

4. 患者的情绪表现：(1) □平静　(2) □焦虑　(3) □恐惧　(4) □忧郁

　　　　　　　　(5) □易激动　(6) □无反应

5. 你是如何处理患者在沟通过程中出现的情绪波动的？

（1）□语言安慰　　（2）□语言和非语言安慰　　　（3）□忽视

6. 沟通过程进展得顺利吗？

（1）□顺利　　（2）□不顺利（原因是＿＿＿＿＿＿＿＿＿＿＿＿＿＿＿）

7. 若沟通进展不顺利，你是如何处理的？

（1）□不理会，继续交谈　　（2）□找出并消除障碍后再交谈　　（3）□与患者约好换个时间再谈

8. 在沟通过程中应用的技巧有（可多选）：

（1）□同感　　（2）□控制　（3）□信任　　（4）□自我暴露　　（5）□确认　　（6）□倾听

（7）□提问　　（8）□复述　　（9）□澄清　　（10）□沉默　　（11）□其他

（三）结束沟通的技巧

1. 你与患者实际沟通的时间约＿＿＿＿＿＿。

2. 沟通结束时你向患者表示感谢了吗？　　（1）□是　　（2）□否

3. 你是否与患者约定下次交谈时间与内容？（1）□是　　（2）□否

4. 沟通结束时患者的情绪有无改变？（1）□否　　（2）□是（具体为＿＿＿＿＿＿＿）

5. 沟通结束时你和患者的关系与沟通前相比有无变化？（1）□否　　（2）□是（具体为＿＿＿＿＿＿＿）

三、效果评价

1. 沟通结束时，患者的精神状态：（1）□饱满　　（2）□有点疲惫　　（3）□很疲惫

2. 患者的情绪状态：（1）□高兴　　（2）□一般　　（3）□不高兴

3. 患者掌握沟通内容了吗？

（1）□完全掌握　　（2）□部分掌握　　　　（3）□未掌握（原因是＿＿＿＿＿＿＿）

4. 总结实际沟通的重点内容，与计划的全部内容相比，你完成了：

（1）□绝大部分内容　　（2）□一半内容左右　　（3）□仅仅小部分内容

5. 你评价与患者沟通的效果采取的主要形式是：

（1）□请患者复述计划中指导的内容或技术操作要点

（2）□观察患者的表情和言行

（3）□使用心理测评量表

（4）□其他

6. 患者对沟通效果的评价：（1）□非常有效　　（2）□有些效果，但不显著　　（3）□无效

7. 沟通结束后对沟通内容是否记录？（1）□是　　（2）□否（原因是＿＿＿＿＿＿）

8. 总结本次沟通过程，下次需要改进的是＿＿＿＿＿＿＿＿＿＿＿＿＿＿＿＿＿＿

四、沟通体会

成效：＿＿＿＿＿＿＿＿＿＿＿＿＿＿＿＿＿＿＿＿＿

缺憾：＿＿＿＿＿＿＿＿＿＿＿＿＿＿＿＿＿＿＿＿＿

报告时间：　　年　　月　　日

附录 3　护理专业学生护患沟通能力评价反馈表

实习医院：　　　　　　　　　　被评学生姓名：

带教护士：　　　　　　　　　　所在科室：

　　请您就下列各题，根据您对该实习生的满意程度进行评分。非常满意的记 5 分，满意的记 4 分，一般的记 3 分，不满意的记 2 分，非常不满意的记 1 分。

一、沟通的计划和准备

1. 交谈前能通过阅读病历、询问其他健康服务人员等方式全面了解患者的有关情况。
2. 治疗性会谈前，能确定明确的交谈目的。
3. 治疗性会谈前，能拟定交谈提纲。
4. 选择的交流时间适合患者当时的生理、心理等需求。
5. 治疗性会谈前提前通知患者，使其有所准备。
6. 衣着整洁、得体。

二、护患沟通的"启动"

1. 热情接待患者，态度和蔼可亲。
2. 恰当称呼患者（如叫患者的床号）。
3. 向患者主动介绍自己。
4. 治疗性会谈时能向患者介绍会谈目的和大致需要的时间等。
5. 能运用恰当的沟通技巧，消除患者的紧张情绪，创造轻松的交谈气氛。
6. 交谈前能帮助患者采取舒适的体位。
7. 从患者感兴趣的话题入手。

三、收集信息

1. 使用开放性的提问方式（即预先不设定答案，让患者自由回答）。
2. 不提诱导性的问题。
3. 在一句问话中只问一个问题。
4. 围绕会谈的主要目的提问。
5. 交谈时与患者保持合适的距离。
6. 交谈时与患者保持面对面的姿势。
7. 与患者保持恰当的目光交流，全神贯注地倾听。
8. 注意观察患者的神情反应，听出患者的弦外之音。
9. 运用恰当的语言及非语言行为做出反应（如点头、微笑，鼓励、肯定的话等）。
10. 能及时、准确地核实信息（运用复述、意译/改译、澄清、总结等方法）。
11. 能有效地控制谈话，使之紧扣主题。

四、给予信息

1. 能根据患者的具体情况使用通俗、易懂的语言（避免使用专业术语）。

2. 能根据患者的具体情况采取不同的交谈方式（如对听力障碍的患者，可使用视觉刺激来传递信息）。

3. 交谈时语速恰当、语气平等温和。

4. 运用安慰性的语言，减轻患者的焦虑。

5. 能同时应用几种方法以增加患者对信息的接收和理解（如口头讲授，示范等）。

6. 注意检查患者的理解是否正确（鼓励患者提问，直接询问患者是否理解，或观察其非语言行为）。

五、获得并理解患者的观点

1. 给患者机会和时间去表达自己（不打断患者的谈话）。

2. 能用语言及非语言行为鼓励患者说出其感受及想法。

3. 不使用批评、威胁性等阻碍沟通的语言。

4. 从患者的角度考虑问题，充分地理解患者（对患者有同理心）。

5. 鼓励患者参与计划和决策的制定。

6. 认真考患者的建议和意见。

六、护患沟通的结束

1. 在交流即将结束时提醒患者。

2. 在交流结束时询问患者是否还有需要讨论的问题。

3. 在交流即将结束时，如患者又提出新的问题能恰当地处理（如预约下次会谈时间等）。

4. 在交流结束时进行总结，澄清制定的计划或决策。

5. 按时结束会谈。

6. 在交流结束时对患者表示感谢。

总体来看，您认为该护生的护患沟通能力：A. 好　B. 较好　C. 一般　D. 较差　E. 差

参 考 文 献

[1] 王维利. 思维与沟通 [M]. 合肥：中国科学技术大学出版社，2008.

[2] 陈刚. 护理与人际沟通 [M]. 合肥：安徽科学技术出版社，2009.

[3] 李秋萍. 护患沟通技巧 [M]. 北京：人民军医出版社，2010.

[4] 张镇静，李惠玲. 护患沟通实践指导手册 [M]. 南京：东南大学出版社，2008.

[5] 周丽君. 人际沟通交流技巧 [M]. 上海：复旦大学出版社，2008.

[6] 谌永毅，方立珍. 护患沟通技巧 [M]. 长沙：湖南科学技术出版社，2008.

[7] 李峥. 人际沟通 [M]. 北京：中国协和医科大学出版社，2010.

[8] 赵爱平，袁晓玲. 护患沟通指导 [M]. 北京：科学出版社，2011.

[9] 李小寒. 护理中的人际沟通学 [M]. 北京：高等教育出版社，2010.

[10] 周桂桐. 临床接诊与医患沟通技能实训 [M]. 北京：中国中医药出版社，2011.

[11] 石绍南，谌永毅. 护士沟通技巧 [M]. 长沙：湖南科学出版社，2010.

[12] 王臣平，李敏. 护理人际沟通 [M]. 长沙：中南大学出版社，2011.

[13] 吴宗萍. 如何做好出院沟通 [J]. 全科护理，2009，(6).

[14] 武洪明，许湘岳. 职业沟通教程 [M]. 北京：人民出版社，2011.

[15] 童山东. 与人交流能力训练手册 [M]. 北京：人民出版社，2009.